痛み解消メソッド
驚異のエゴスキュー

PAINFREE

ピート・エゴスキュー【著】
ロジャー・ギティンズ
越山雅代【監修・訳】

A REVOLUTIONARY
METHOD FOR STOPPING
CHRONIC PAIN
PETE EGOSCUE
WITH ROGER GITTINES

KKロングセラーズ

痛み解消メソッド
驚異の
エゴスキュー

PAIN FREE

目　次

訳者のまえがき
これで絶対あなたも心身ともに絶好調になれる！ ……… 6
1. 危機一髪で真の健康への強運を逃しそうだった私 ……… 6
2. アンソニー・ロビンズがお勧めのエゴスキュー ……… 6
3. 唯一残された可能性に再度挑戦 ……… 7
4. 「健康」とは「問題のない人の建物」と書く ……… 8
5. 想像を絶するいいことの連続 ……… 11
6. エゴスキューで最も重要なことは、自分の健康に責任をもつこと ……… 14
7. 世界で初めての独占権 ……… 15
8. 自然に基づいた健康管理の方法 ……… 16
◎ジャック・ニクラウス氏推薦の言葉～ ……… 17

序章　「成功率95％」を誇るエゴスキュー・メソッド® ……… 18
1…この本を活用するにあたって ……… 19
2…実績が裏づけるエゴスキュー・メソッド®「返金保証付き」……… 21
3…疑問だらけの治療法にだまされないでください ……… 21
4…痛みが一生再発しない最も簡単な方法 ……… 22

第1章　なぜエゴスキューで痛みから解放されるのか ……… 23
1…エゴスキュー・メソッド®は筋肉を再教育する運動療法 ……… 24
2…動くことで活性化される体のすべてのシステム ……… 24
3…筋肉への正しい刺激が、歪んだ骨格を治す ……… 29
4…股関節・骨盤の歪みを正し、痛みをとる ……… 32
5…人間に秘められた驚くべき力を引き出す ……… 34

第2章　誰もが簡単にできるエゴスキュー・メソッド®〈E-サイズ〉……… 37
1…E-サイズは筋肉への動きの手引き ……… 38
2…誰でもどこでもできるE-サイズ ……… 39

3…でも、やり方が正しくないと効果がでません……………… 40
4…E-サイズの基本となる姿勢や形 ………………………………… 42
5…身近な道具を使って行う ……………………………………… 44
6…1日20分で健康になれる ……………………………………… 44

第3章　自分で行う痛み解消メソッド………………… 45

1 足の痛みを取り去る
足の役割 ………………………………………………………………… 46
正しい足の運び方、体重のかけ方 …………………………………… 46
足に多い疾患と痛みの原因 …………………………………………… 46
●足の運び方、体重のかけ方を改善するE-サイズ ………………… 49

2 足首・アキレス腱・ふくらはぎの痛みを取り去る
足首の役割 ……………………………………………………………… 53
足首のケガの原因 ……………………………………………………… 53
●足首の痛みやねんざのはれ（骨折を除く）のためのE-サイズ … 55
アキレス腱の役割 ……………………………………………………… 56
アキレス腱に多い痛みの原因 ………………………………………… 56
●アキレス腱の痛みとその予防のためのE-サイズ ………………… 57
ふくらはぎの役割 ……………………………………………………… 61
ふくらはぎの痛みと異常の原因 ……………………………………… 61
●ふくらはぎの痛みや不調のためのE-サイズ ……………………… 62

3 ひざの痛みを取り去る
ひざの役割 ……………………………………………………………… 66
ひざに多いケガと痛みの原因 ………………………………………… 66
●ひざのためのE-サイズ ……………………………………………… 68

4 股関節の痛みを取り去る
骨盤と股関節の役割 …………………………………………………… 76
股関節に起きる関節炎とその原因 …………………………………… 76
現代医学の対処法とエゴスキューの考え方 ………………………… 77

●股関節の痛みのためのＥ-サイズ ……………………………… 79

5　背中と腰の痛みを取り去る

　背骨の構造と役割 ……………………………………………………… 83
　背骨に関係している痛みとその原因 ………………………………… 83
　椎間板ヘルニア ………………………………………………………… 84
　●腰痛、椎間板ヘルニアのためのＥ-サイズ ………………………… 85
　背中上部の痛みやコリ ………………………………………………… 92
　●背中上部の痛みやコリを和らげるＥ-サイズ ……………………… 93
　背骨に関係するそのほかの疾患について …………………………… 99

6　肩の痛みを取り去る

　肩の構造と役割 ……………………………………………………… 100
　肩の問題 ……………………………………………………………… 100
　●肩の働きを回復させるためのＥ-サイズ ………………………… 101
　●肩と骨盤の高さが左右そろっていないときのＥ-サイズ ……… 108

7　ひじ・手首・手の痛みを取り去る

　腕の構造と役割 ……………………………………………………… 112
　ひじ、手首、手の痛みの原因 ……………………………………… 112
　●ひじの問題のためのＥ-サイズ …………………………………… 113
　手根管症候群とは？ ………………………………………………… 118
　●手首と手の痛みのためのＥ-サイズ ……………………………… 119

8　首・頭の痛みを取り去る

　頭と首の役割 ………………………………………………………… 122
　頭と首の位置の重要性 ……………………………………………… 122
　●首のコリと痛みのためのＥ-サイズ ……………………………… 123
　頭痛は何を訴えているか？ ………………………………………… 128
　●頭痛のためのＥ-サイズ …………………………………………… 129
　目まい ………………………………………………………………… 133
　●目まいのためのＥ-サイズ ………………………………………… 134

- ●顎関節症のためのＥ-サイズ ……………………………… 138

第4章　スポーツでの痛み解消と運動能力アップ …… 145
痛みなくスポーツをするには ……………………………………… 146
ゴルフ界のスーパースターの将来 ………………………………… 146
　ゴルフ ……………………………………………………………… 148
　テニス／ハンドボール／ラケットを使うスポーツ …………… 153
　スキー／クロスカントリー／スノーボード …………………… 158
　ランニング／ウオーキング ……………………………………… 163
　水泳 ………………………………………………………………… 167
　サッカー …………………………………………………………… 171
　バレーボール ……………………………………………………… 176
　野球 ………………………………………………………………… 181
　バスケットボール ………………………………………………… 186

第5章　理想的な人生を送るために ……………………… 191
ウルトラエイド〜痛みのない生活のためのスペシャルプレゼント〜 … 192
"行動日記"をつけてパターンを把握しよう ……………………… 192
日常生活でのちょっとした工夫 …………………………………… 194
食べ物と水分補給の大切さ ………………………………………… 194
エクササイズもワンパターンに要注意 …………………………… 196
代謝を好転させる …………………………………………………… 197
●全体調整のメニュー〜ウルトラエイド　Ｅ-サイズ ………… 198

「体の健康を維持する8つの法則」………………………………… 206

訳者のまえがき
これで絶対あなたも心身ともに絶好調になれる！

1. 危機一髪で真の健康への強運を逃しそうだった私

　人生とは本当に面白いものだとつくづく思います。実は12年前にエゴスキューに出合ったとき、愚かな私は、その凄さを理解できず、なんと返金をしてもらったのです。
　しかし、その私が、今はエゴスキューとの出合いを、人生の中の最も素晴らしいことのひとつと大感謝し、「エゴスキューで日本人が本当に健康で元気になれる」と、必死で日本の方々に知らせようと、熱く熱く燃えているのですから。
　その理由は、エゴスキューとは、自分で痛みをなくせるだけでなく、それ以上の想像を絶するたくさんの凄いことを体と心に起こせる、自然の大マジックだからです。

2. アンソニー・ロビンズがお勧めのエゴスキュー

　私は身長173センチで、子供の頃は大きすぎるとの劣等感から、いつも背中を曲げて猫背でした。さらに背骨が大きく右湾曲しており、右ひざのじん帯破損で大手術もしました。そんな私の体は歪み続け、いつも偏頭痛や吐き気をもよおすほどのバシンバシンの肩コリや頭痛、腰痛、背中のヘルニア、ひざ痛、坐骨神経痛、腕のしびれ、慢性疲労で悩まされ続けました。
　しかし、15年前にアメリカで出合った素晴らしい栄養治療で、その多くは大幅に改善したものの、何をやっても根本の体の歪みを改善することはできず、肩コリと腰痛で困り果てていたのです。
　そんな12年前のある日、興奮した声でアメリカ人の友だちが電話をくれました。「マサヨ、最高の情報だよ！　アンソニー・ロビンズのセミナーに参加したら、世界一の痛みをとる方法『エゴスキュー』というのを皆に推薦してくれたんだ。アンソニーが何をやっても駄目だった痛みが、エゴスキューで消え、僕たち夫婦もやってみたら、本当に長年の腰痛があっという間になくなったんだ！」と。
　アンソニー・ロビンズは、アメリカの大統領をはじめ、数多くの世界的リーダーや成功者たちをコーチングしてきて、自己啓発では「世界一のカリスマ」

といわれるほど有名。最近日本でも彼の本がベストセラーになっているので、ご存知の方も多いでしょう。

「え〜っ。アンソニーが超お勧め？ それなら、絶対凄いに違いない！」と、私も早速サンディエゴにあるエゴスキューのクリニックに飛んだのです。そして自分の体の歪に合わせ、特注の動きのメニューを作ってもらう「個人セラピー」を受けました。

そこで、自分用のE-サイズ（エゴスキューのエクササイズの名称）と呼ばれる簡単な動きをやっていくうちに、今まで何をしてもよくならなかった腰の痛みが、本当に嘘のように消えてしまったのです。

そして、痛みの根本を治すには、最低でも体の変化に合わせて8回、メニューのセットを作ってもらい、それをこなすのが効果的と言われました。それで大感激した私は、何も考えずホイホイと8回分の割引回数券を購入したのでした。そのとき、筋肉が悪い癖で動きはじめる前、できたら朝にメニューを毎日こなすようにアドバイスされました。

しかし、悲しいかな、エゴスキューの偉大な可能性をまったく理解できていなかった当時の私は、「忙しくて毎朝できない」という口実で、その後全額払い戻してもらったのです。

3. 唯一残された可能性に再度挑戦

ところがです。その後、コンピュータ使用による腕と肩の痛み、椎間板ヘルニア、坐骨神経痛がますます悪化。もちろん、私は必死で改善のためにありとあらゆることを試し続けましたが、一時的に痛みが消えても、根本の原因を改善しなかったので、体の痛みは非常にマズい状態になっていきました。

その頃、たまたま私にエゴスキューのことを伝えてくれたアメリカ人夫婦が、私の家に何カ月か同居していました。彼らもエゴスキューをさぼり、2人とも肩と腰の痛みで困っていたので、3人で一大決心をして、朝早く起きて、エゴスキューのE-サイズをすることにしたのです。

私は昔もらったメニューを探し出し、主にこの翻訳本の原書『ペインフリー』を参考に、毎日約1時間まじめに取り組みました。すると、またまた、あっという間に、3人とも痛みがとれただけでなく、2カ月目になると、3人の体に不思議な感覚がでてきたのです。それは、正しい動きへ再教育された筋肉が骨を動かしていく感じでした。あるE-サイズをしていると、突然、骨が「ガックン」と痛みを伴わずに動き、その直後15秒くらい、少し体が安定するまで「ぐらぐら」するのです。

私の場合は、この「ガックン。ぐらぐら」を２〜３カ月目で30回ぐらい体験したと思います。その後しばらくして、レントゲン写真を見たところ、私の腰の上から右に７センチぐらい湾曲していた背骨が何とまっすぐになっていたのです。
　このように体の歪みがどんどん治って、体中の痛みもマジックのように消え去り、姿勢も体調も超スピードで好転しはじめました。同じことが一緒に実践した友だち夫婦にも起き、ここで初めてエゴスキューの威力を実体験したのです。

4.「健康」とは「問題のない人の建物」と書く

　最近とても興味深いことを、エゴスキューに関心をもった建築家の青年から指摘されました。
　「雅代さん、『健康』の『健』は『にんべん』に『建物』と書きますよ。ですから、人間は肉体、いわゆる体という『建物』が歪んでいなければ、『健康』になれるというのは、まさしくエゴスキューのことですね」と。
　それで、このコメントに大感激した私は、言葉をいろいろと研究開始。すると、『すこやか』も『健やか』で『にんべん』に『建』だし、『健康』の『康』は『無事、事故や苦がなくて安らか』とあるではないですか。ということは、健康とは人間の肉体という建物に問題がなく、歪まず、理想の姿勢を維持できたら、『健やか』『健康』でいられるということなのです。なんとこの東洋の叡智は、エゴスキューの根本と同じなのです！
　エゴスキュー・メソッド®では、人間の"理想の基本姿勢"を次のように定義しています。正面から見て、左右にある❶足関節、❷膝関節、❸股関節、❹肩関節が垂直水平90度に位置していること。側面から見て、これらの関節が180度の一直線に並んでいることです。そして、この"理想の基本姿勢"に近ければ近いほど、体全体が最も機能的に働くという理論です。（次ページ図参照）
　たとえば、『建物』の場合、柱や鉄骨が歪んでいたら、建物自体が傾いて、どこかで、電気の配線が切れる、配水管がうまく流れない、などの不具合が起きます。同じように『人間』の場合も、体が歪んでいれば、いろいろな問題が生じ、病気や痛みという症状となって現れるのです。本来、体は歪みがなければ、痛みが起きないだけでなく、呼吸器系、血液やリンパの流れ、循環器系、代謝系、神経系、消化器系のすべてが滞ることなく、スムーズに活発に作用して、自己治癒力、免疫力も高まり、私たちは『健康』を簡単に維持できるので

理想の基本姿勢

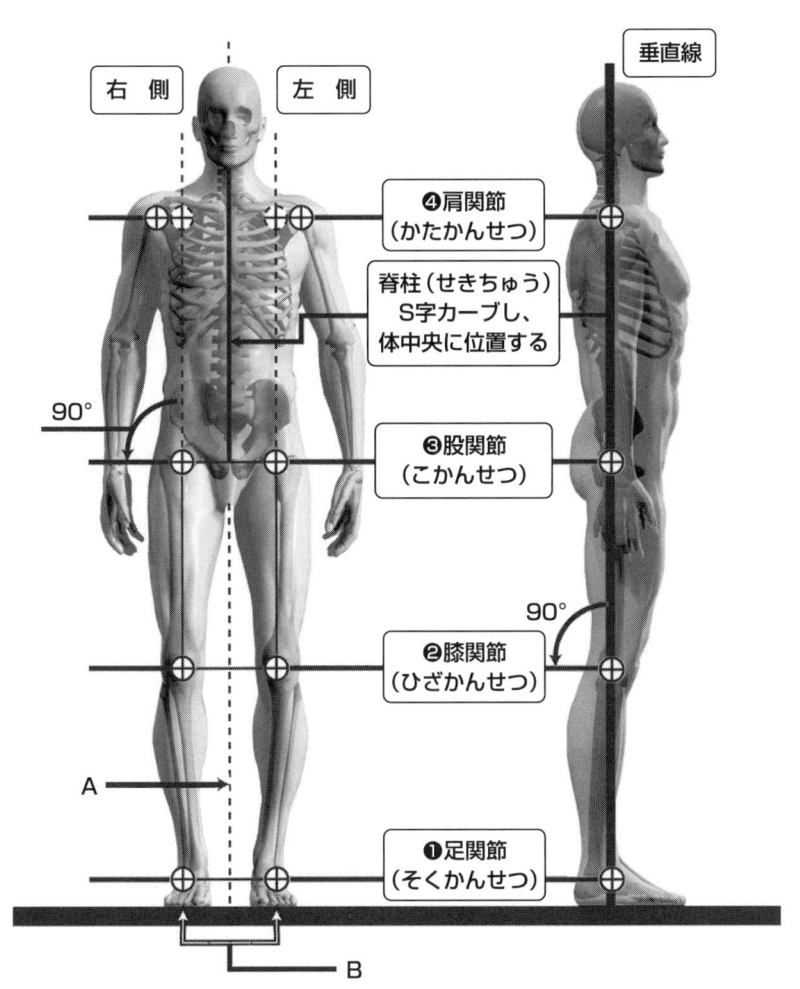

右側 / 左側 / 垂直線

❹ 肩関節（かたかんせつ）

脊柱（せきちゅう）
S字カーブし、体中央に位置する

90°

❸ 股関節（こかんせつ）

90°

❷ 膝関節（ひざかんせつ）

A

❶ 足関節（そくかんせつ）

B

- 左右にある肩関節、股関節、ひざ関節、足関節は、すべて左右水平で、平行に位置する
- 体は鏡に映したように、左右対称になっている（A）
- 完全にバランスがとれていると、体重の配分は頭から足先まで均一になる
- 足の第2と第3の指の間が基準となる（B）

訳者のまえがき

主な骨の名称

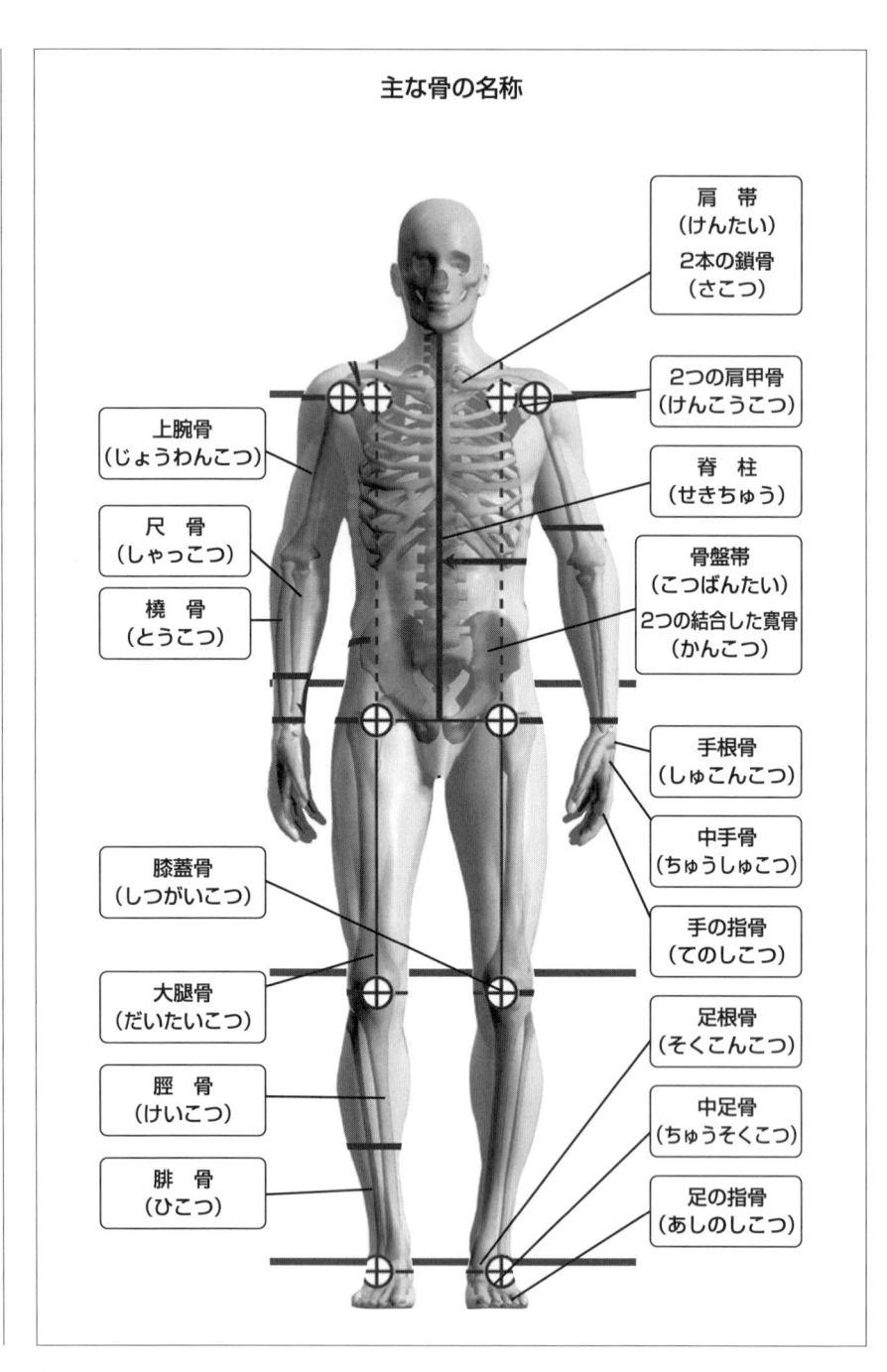

- 肩　帯（けんたい）
  2本の鎖骨（さこつ）
- 2つの肩甲骨（けんこうこつ）
- 上腕骨（じょうわんこつ）
- 脊　柱（せきちゅう）
- 尺　骨（しゃっこつ）
- 橈　骨（とうこつ）
- 骨盤帯（こつばんたい）
  2つの結合した寛骨（かんこつ）
- 手根骨（しゅこんこつ）
- 中手骨（ちゅうしゅこつ）
- 手の指骨（てのしこつ）
- 膝蓋骨（しつがいこつ）
- 大腿骨（だいたいこつ）
- 足根骨（そくこんこつ）
- 脛　骨（けいこつ）
- 中足骨（ちゅうそくこつ）
- 腓　骨（ひこつ）
- 足の指骨（あしのしこつ）

す。
　また、人間の場合は、建物と違って、動くように作られています。そして、私たちは、骨が動くと思っていますが、骨は単独では動けません。筋肉が動かすのです。ですから、体の歪みや姿勢を正すには、筋肉に本来の正しい動きを思い出させるための適切な刺激を与え、筋肉に本来の適切な動きをさせることで、骨と関節を正しい位置へ動かすことです。
　ひとことでいうと、エゴスキュー・メソッド®とは、「筋肉の再教育」を行うことで、体を"理想の基本姿勢"に近づけ、体が最も健全で効果的に働くようにするための方法です。

5. 想像を絶するいいことの連続

　また、一度エゴスキューの効果を理解すると、不思議に体と心が毎日「E-サイズをやりたい！」と欲しはじめます。時間不足で少ししかできないときは、体が重く本調子になれません。ですから、私は毎朝欠かさず時間を作って、エゴスキュータイムを楽しむのです。
　そんな訳で、「エゴスキューに出合わなかったら、私は今頃車椅子だったろうな。本当に有難い」と、感謝の気持ちいっぱいで、毎日E-サイズを満喫しています。そして、さらに私は、エゴスキューが単に「痛みからの解放」だけではないことを、身をもって体験しました。
　私は15年前から、ホリスティック（心、体、魂）のアプローチで栄養治療、解毒、腸のクレンジング、そのほかのたくさんの自然治療を実践しています。また、それを人々に教え、多くの人たちを健康で元気にしてきた実績があり、私自身も皆が驚くぐらいの元気印で、超エネルギッシュです。
　しかし、エゴスキューを加えてから、期待もしていなかったたくさんのことがさらに改善し、ますます絶好調になってしまったのです。その理由はこの本にありますが、私の実体験から少しわかりやすくご紹介します。

①椎間板ヘルニア、坐骨神経痛、腰痛、肩コリ、頭痛などを簡単に自分で消せる
　慢性の痛みや歪みだけでなく、同じ姿勢を長く続けたり、過労などによって起こる、コリ、痛み、頭痛やギックリ腰などの症状を、自分でE-サイズをすることで、即、体の歪みがとれ、問題が解消できるようになりました。

②姿勢がよくなり、バストアップと身長のアップ
　まな板のように平坦だった背中に、理想のS字カーブができました。また、肺が広がり、胸が上がったため、姿勢がよくなったと、周りの人から言われるようになりました。前かがみの姿勢もとれ、目線も上がり、身長が高くなったのも自分でわかります。背中が理想の形に伸びるので、身長が高くなるのは当たり前のようです。若者の場合には、E-サイズが体全体の筋肉や骨の健全な成長に有効な刺激になるためか、E-サイズをすると実際にニョキニョキと背が伸びる人もいるのにはびっくりします。

③まったく体がむくまなく、いつでも絶好調
　体の歪みが改善され、代謝や血液、リンパの流れが向上し、まったく体がむくまなくなりました。飛行機の中でも、私は「どこでもエゴスキュー」と呼んで、どこでも狭いところや椅子に座ったままできるE-サイズをすると、足もむくまず、心も体も軽くなり、時差ボケもなく、いつでもどこでも絶好調な状態を保てます。

④顔が小顔になり左右対称に
　体全体、首、頭蓋骨の歪みをとるだけでなく、頭が正しい位置に戻り、血液とリンパの流れがよくなり、顔のむくみがなくなります。そのせいか、E-サイズをしっかりすると、子供の頃からアンバランスだった右目の二重まぶたが、大きく三重まぶたになるのにもいつも驚きます。

⑤眼精疲労と充血がなくなり、頭が冴える
　なんと体に必要な酸素の40％が脳に使われ、目は最も酸素を必要とする器官と、この本にも書かれています。体全体、首、頭蓋骨の歪みがなくなることで、体中と頭に酸素がより行き渡るようになるのがわかります。というのは、E-サイズをすると視界がクリアになり、充血もとれ、頭が冴えるからです。

⑥鼻水、鼻のつまりが止まった
　ときどき理由もなく鼻水が出たり、つまったりして困っていましたが、今はまったく起きなくなりました。体、首、頭蓋骨、副鼻腔の歪みがとれると、ちくのう症や鼻炎も改善されるのはエゴスキューでは当たり前と、この本でも説明されています。エゴスキューの理論と結果を知れば知るほど、目からうろこがボロボロ落ちます。

⑦難聴だった右耳が大改善
　体、首、頭蓋骨の歪みがとれて、耳の穴が大きくなり、よく聞こえるようになりました。私は、聞こえにくい右耳にはいつもイヤホンが入らないのが、不思議でたまりませんでした。ある東洋医学の先生から、難聴の原因のひとつには、頭蓋骨が歪んで、耳の穴が小さくなることで、音の波動が鼓膜に届きにくくなり、脳に伝わらないことがよくあると教えていただきました。また、内耳血管の循環障害とも考えられているようです。

　それで納得がいった私は、特に首と頭用のE-サイズを増やし、耳をマッサージして血流をよくし、自分でも耳の穴に指を入れて大きくしようとしました。そうしたら、本当に耳がよく聞こえるようになったのです。

　歳をとると耳が聞こえにくくなるのも、体と首、頭蓋骨の歪みからもきているそうです。また、この本にありますが、耳鳴りも同じような理屈でよくなるようです。今からエゴスキューを続ければ、歳をとっても耳が遠くならなくてすむようで、安心です。

⑧顎関節症も簡単
　顎関節症はこの本でも詳しい説明がありますが、エゴスキューを活用すれば、超簡単に根本から治せます。私が腰痛の解決のためにE-サイズを教えたところ、その場で顎関節症が消えてしまった人が何人もいました。日本では、顎関節症を根本から治す方法がありません。エゴスキューでは顎関節症は初級マジックのように簡単で、肩コリ、腰痛などの問題と一緒に楽々消え去ります。

⑨体重減少
　体の歪みがとれて、代謝とリンパの流れが向上したことで、体に余分な水分、老廃物や脂肪が溜まらなくなり、体重も無理なく5キロ減少！　また、骨盤の中にある深層筋にも働きかけるので、内臓の働きも活発になり、消化吸収だけでなく、便や尿の出が非常によくなり、私は1日に理想といわれる2～3回の排便があります。

⑩偏平足、X脚、足の形、歩き方の改善
　まさか改善方法があるとは思っていなかった、私の偏平足やX脚までもが改善。また、若い人たちがX脚やO脚から、まっすぐの魅力的な脚に簡単に変身する姿をこの目で見て、超驚きました。

日本に来るたびに感じるのは、せっかくチャーミングで綺麗な女性でも、凄いO脚、内股、X脚や、ハイヒールをはいて、ひざを曲げて格好悪く歩いている人が多い。姿勢と歩き方を変えれば、もっとステキになれるのにもったいないなあと、いつも思います。ですから日本女性全員に早くエゴスキューのことを知らせてあげたいと、心から強く願うのです。

　そのほかにも、体の歪みを治すと、外反母趾やガニ股のような、意外と思える問題も即、改善するのを目の前で見ます。本当に何かのマジックのようです。うおのめ、たこでさえ、体の歪みからくる歩き方からの問題なので、歪みを治せば消滅すると、この本に説明があります。

⑪体を動かしたくなる、運動能力が向上
　人間の体とはとにかく不思議です。体の歪みがとれて体調がよくなると、運動が大嫌いだった私でさえ、外に出て体を伸び伸びと動かしたくなるのです。私のような運動嫌いの人たちにも同じことが起きて、本人たちが驚いています。また、運動する人たちは、ほかに何もしていないのに、エゴスキューをやっただけで自分の運動能力やパフォーマンスが大幅にアップし、「とにかく不思議で凄い！」と口をそろえて言います。

⑫前向きに活動的になり、人生が好転しはじめる
　とにかくエゴスキューをすると、呼吸器系、消化器系、神経系、循環器系のすべてが活性化し、気がよく流れはじめ、体も心も軽くなります。そして、明るく前向きに、いろいろなことにチャレンジしようという活力が湧いてくるのです。

　それに加え、自己治癒力や免疫力も上がるので、風邪やそのほかの心身の病気とも縁がなくなります。これらの「いいことづくめ」は、ほかの人たちにもどんどん起きています。エゴスキューを活用すると、「健全な肉体に健全な精神が宿る」で、体の健康だけでなく、性格、考え方、人生までも好転してしまうようです。

6. エゴスキューで最も重要なことは、自分の健康に責任をもつこと

　今まで、私たちは痛みや健康問題を体験すると、それを消すこと（対症療法）、あるいは治療家に消してもらうことばかりを期待し、他人に自分の健康を任せ

る発想で生きてきました。

　しかし、エゴスキュー・メソッド®は、今までとはまったく反対の発想のものです。エゴスキューでは、セラピストに期待しても、何の効果も期待できません。あなたが、自分の意志でこの方法を実践したときのみ、初めて効果が表れるものだからです。

　ピート・エゴスキュー氏はよくセラピストに言います。「クライアントが『ありがとう』と言ってきたら、『どういたしまして』と言わずに、『私にお礼は必要ありません。私はあなたの体に何もしていないのです。あなたが自分の力を使って、自分で自分の体を改善したのですよ』と言いなさい」と。

　エゴスキュー・メソッド®が、「あなたを治す」のではありません。あなたが「自分で自分の体を改善する」と決意し、自分の治癒力にスイッチを入れるのです。ですから、「自分の健康を自分で作る」という、自分の健康と人生にきちんと責任をもとうとする人でなくては、エゴスキューの驚異的な威力は体験できないのです。

7. 世界で初めての独占権

　私は昨年エゴスキューの日本での展開のための独占権をもらいました。その調印の際に、エゴスキューの社長からとても驚く事実を知らされたのです。

　「エゴスキュー・メソッド®で、今まで再起不可能と言われた世界的に有名な運動選手や、何をやってもよくならなかった、世界中の大金持ちなどが痛みから解放され、よみがえりました。そのため、大感激した人たちが世界中から大金を準備して、これまで何度も何度も『エゴスキューをやらせてほしい、独占権を』と、アプローチしてきました。ところが、エゴスキュー氏はお金や名声にまったく関心がなく、どの話もすべて断ってきました。しかし、私たちはマサヨと是非一緒にエゴスキューを広げていきたいと願っているのです。あなたは私利私欲に走らず、私たちの思いをきちんと理解し、私たちの望む方法で多くの人々のお役に立てる能力があると確信をもっているからです」と。

　私はこの裏話を聞いて驚き、非常に光栄と思ったばかりでなく、大きな責任と使命を感じました。ほかの人たちをすべて断り、どうして私を信頼して任せてくれたのかは、エゴスキュー氏が「コネクトできない人にはセラピーをやらせない」といつも強調されているところからもきていると思うのです。コネクトとは、別な言葉で言い換えると、「心や魂のふれあい」のことです。

　私も過去15年間、ホリスティック（心、体、魂）のアプローチで多くの人たちに真の健康と幸福への秘訣を伝授してきたので、エゴスキュー氏が強調する

コネクトの重要性が痛いほどよくわかるのです。病気や痛みの回復のお手伝いとは、方法論、形や技を教えることではないのです。まず、自分で実践し、自分が心身ともに健全になる努力をする。そして、愛を基盤に、相手が自分自身の治癒力を活用し健康を達成し、自分の中の無限の可能性を発揮できるまで導くことなのです。

8. 自然に基づいた健康管理の方法

　いろいろな情報によると、長い歴史の中で中国などに、エゴスキューと似たような「体の歪みを治すことで、真の健康を取り戻す」方法はあったようですが、伝承が難しく、すたれてしまっているようです。また、それぞれの「技」（わざ）と呼ばれる動きもエゴスキューのメソッドより難しく、限られていて、個々の歪みに合わせ、必要な動きなどを特注で作り出すことも不可能なようです。

　私は、ほかの多くの天才のように、エゴスキュー氏は、神（私たちを超えた大いなる力、自然、天）から閃きを与えられ、自分の実体験を基に、現代人が自分で自分の健康を維持することができるよう、自然に基いた健康管理の方法を編み出してくれたのだと思います。私は「エゴスキュー・メソッド®」は、人類への「神様からの贈り物」だと思うのです。

9. 最後に一言

　それは、「感謝する」ことのお勧めです。エゴスキューとの出合いに感謝しながらすればするほど、効果がでることも発見したからです。
　皆さんも是非この超一流の画期的なメソッドを活用し、真の健康とクオリティー・オブ・ライフを自分の力で楽しく達成できる喜びを味わってください。そして、簡単で誰にでもできるので、回りの人にもどんどん教えてあげて、皆で日本を「問題のない人の建物」がいっぱいの「健康で元気な国」によみがえらせましょう。

越山　雅代
アメリカ、シカゴにて
2008年3月

ゴルフの帝王として世界的に有名なジャック・ニクラウス氏は、『The Egoscue Method of Health Through Motion』の序文に、エゴスキューとの出合いと感動を綴っています。ここでは、そのハイライトをご紹介します。

　1988年末に、ピート・エゴスキュー氏に出会うまで、腰の椎間板の悪化による痛みのため、私は世界中の一流といわれる医者や治療家をかけずり回りました。多くの医者には、手術をしなければ、再び見事なゴルフをすることはできないだろうと言われました。しかし、私は手術はほかのすべての方法を当ってみての、最後の手段と考えていました。

　毎日の激しい腰痛はゴルフだけではなく、安眠さえ妨げはじめ、精神的にも肉体的にもギリギリの状態になっていきました。そんなときにピート・エゴスキュー氏を紹介されたのです。

　彼の理論や方法は、表面的な痛みをとる対症療法とは大きく異なり、初めてピート氏に出会ったその日から即、心と体が大きな違いを体験しました。そして、指導どおりのことを毎日続けたら、私の痛みがどんどん消えていったばかりではなく、心身ともにとても好調になったのです。

　私は今までの人生で、エゴスキュー・メソッド®ほど、痛み、歪み、不調を解消する効果抜群の凄い方法に出合ったことはありません。このおかげで私の人生は完全に100％好転してしまったのですから。

　今でも、私はピート氏から教えられた動きを毎日平均1時間半ぐらい行います。それも、1988年から、1日たりとも欠かしたことはありません。ピート氏の方法では、薬、施術、手術なしで素晴らしい結果を得ることができます。そこには1つの手抜きも近道もありません。必要なのは自分で自分の健康を作るという、決心と実践の継続です。

　今の私の体調は、過去何十年間よりも良好です。単に痛みが消えたというだけではなく、私は若返っているのです。体にいろいろな問題が起きはじめると、私たちは歳のせいにします。「しかし、本当の原因は私たちが体を動かさなくなっているからだ」とのピート氏の言葉に、今では私もまったく同感です。

　彼は、超優秀な能力を駆使して研究を続け、解剖学的、生理学的、生体学的な原則に基づいた、非常に効果的な療法を編み出しました。私はこの「自分で自分の健康を作る」画期的な方法が多くの人たちの人生をも好転させることを願ってやみません。私の人生がそうであったように。

[訳者補足]　ニクラウス氏は、50歳を迎えた1990年からシニアツアーに参戦し、数多くの優勝を果たしました。なんと56歳の1996年には、シニアツアーの4大メジャー大会を制覇するという快挙を成し遂げています。

序章：「成功率95%」を誇る
　　　エゴスキュー・メソッド®

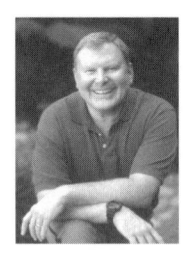

こんにちは。ピート・エゴスキューです。
　私はこの本で、人間に秘められた、驚くべき力の活用法について説明したいと思います。私たちは顔立ちや体格、性別、人種などが一人一人異なっています。けれども、私たち皆に共通しているのは、自分の中に自己治癒力を秘めていて、自分で自分の健康問題を解決できるということです。そういう意味で、私たち人間は、本当によく作られていて、恵まれているのです。

　けれども、体のどこにも痛みがなく、健康な体で日々の生活を送るためには、自分の決心と努力が必要です。そして、それさえクリアすれば、これから私が紹介する方法で、薬も、手術も、ギプスも、特別な器具や機械も必要なく、また、何人もの医者や治療家に相談することもなく、自分の力のみで自分をよみがえらせることができるのです。

　私はアメリカのカリフォルニア州、サンディエゴ市にクリニックをもっています。そこには、今まで何万人という人々が訪れ、皆、さまざまな痛みから自力で自分を解放してきました。しかも、痛みだけではなく、失ったと思っていた健康の喜びを再び見いだし、自分の人生さえも見事に好転させています。それも、難しいことをしたわけではなく、エゴスキュー・メソッド®という、とても簡単な運動によってです。

　痛みというのは、実は「体の何かがおかしい！原因を早く解決して！」という、「**体の異常を知らせてくれるメッセージ**」です。ところが、非常に残念なことに、私たちは痛みを「悪いこと」とみなしています。しかし、人間の体という、「驚異的に見事に作られたマシーン」の基本的な特徴をよく理解し、歪んだ体をエゴスキュー・メソッド®で本来の正しい姿勢に戻せば、痛みはいと

も簡単に消えてしまうのです。

　私のクリニックでは、エゴスキュー・メソッド®の運動や動きを表す「エゴスキュー・エクササイズ（Egoscue-Exercise）」（エゴスキューの運動）を略して、「E-サイズ（E-cise）」と呼んでいます。この誰にでもできる簡単な「E-サイズ」が組み合わされた「E-サイズ・メニュー」を実践するだけで、人間が本来もつ筋肉と骨格の動き方を取り戻せます。そのとき、私たちは痛みをはじめとして、さまざまな健康問題から解放されるのです。

1…この本を活用するにあたって

この本の読み方

　あなたは、今、体のどこかが痛んで困っていませんか？　もし、痛みがあるならば、まず第1章を読んで、痛みの原因と、その痛みや歪みをどのように取り去ることができるのかを、理解してください。第1章では、人間の体が長い人生を送るうえで、健康を維持するために、どのように素晴らしく精巧に設計され、形作られているかを説明しています。人間の体のデザイン、構造、目的を正しく理解することが痛みからの解放への第一歩です。

　次に、「第3章-4. 股関節」を読むことをお勧めします。それは、体のどの場所に起きている慢性的な痛みでも、股関節の問題が大きく関係しているからです。股関節の項の次は、肩や腰など、自分の体の痛みがある場所やねんざ、はれなど具合の悪い部分を説明している項をじっくり読んでください。

　また、第4章は、ゴルフやテニス、サッカー、野球など、さまざまなスポーツ別に、そのスポーツをする人が陥りやすいケガや痛みの原因などを解説し、その痛みをとり、ケガの予防に効果のあるE-サイズを紹介しています。

読んだら「実践」が鍵！

　最も重要なことは、**この本を読むだけではあなたはよくならないことです。実践することが鍵なのです。**情報を集めても、それを実践し活用しなくては何の意味もありません。そのことを常に念頭においてください。

自分で自分を治す

　エゴスキュー・メソッド®の成功率は95％です。なぜ、これほどの高い成功率を誇るのかというと、それは、E-サイズをクリニックと自宅できちんと実践する人は、自分の力で自分をよくしようと決意し実践することで、自分の中にある「自己治癒力」という素晴らしいパワーにもスイッチを入れることになるからです。

　そして、それを継続することで、自己治癒力がますます強化され、E-サイズとの相乗効果を上げるのです。その結果、「自分で自分を治す」ことができるようになります。決して、私があなたを治すのではありません。

　これに対して、よくならないという残りの5％の人は、時間がないなどの理由で、思いついたときに少しだけやったり、または、まったくやらなかったりする人たちです。自分で自分をよくしようと努力しないのですから、効果がでないのも当然です。

　私たちは他人に、自分に代わって、食事や睡眠、排便をしてもらえません。それと同様に、他人に痛みを感じてもらったり、病気になってもらったり、あるいは、痛みをとってもらう、自分の病気を治してもらうことは不可能なのです。それなのに、多くの人は、自分の体の痛みや病気の原因を他人に治してもらおうという、間違ったおかしな幻想をもっています。

　自分の体のことは、すべて自分に責任があります。ですから、自分で根本の問題を解決し、痛みをなくし、元気になるしかないのです。

目標を立てて、計画に従って前進

　しっかりと目標を立てて、その計画に従って努力することがとても大切です。なぜなら、「この痛みをとって、このようなことができるようになる」「それに向かって自分は、このような努力をする」という自分の目標をもつこと、そこへ邁進する前向きな姿勢が大きな力を発揮するからです。それは、まさしく自分の意志で、「自分で自分の健康を作る」という、自己成長、人間の進化への大きなスタートを切ることなのです。

2…実績が裏づけるエゴスキュー・メソッド®「返金保証付き」

　私たちのクリニックで個人セラピーを受けていただく場合、まずその人の今現在の痛みをとるという目標と、人間本来の姿勢を取り戻し、痛みのない体を維持するという長期の目標を立てます。そして、その目標をお互いに理解し、その目標に向かって一緒にスタートします。

　私は過去40年近く、何万人という痛み、歪み、そのほかの健康問題で苦しんでいる人たちと携わってきました。その実績から自信をもっていえるのは、第1回目の個人セラピー後には、ほとんどの人の痛みが明らかに消え、体が楽になることです。そのほか、体が軽くなる、歩き方や体の動きが安定する、セラピー前と後の写真での姿勢がまったく違うなど、たくさんの目ざましい変化が起きます。それは、気の回りも大幅に改善されるからです。

　ところが、まれに自分の体の声を聞くのに慣れていない人（特に男性に多い）、体力の弱い人などは、痛みが軽くなること以外は、変化をあまり体感しない場合もあるようです。それでも、私たちの目から見ると、姿勢がよくなる、話し方が明るくなる、動作がエネルギーにあふれるなど、本人が気づかない大きな変化があるのがわかります。

　このように私たちの方法は、即効性と抜群の効果を誇っています。ですから、不満足な方々には、いつでも全額返金を保証しています。

3…疑問だらけの治療法にだまされないでください

　今まで医者や治療家に、「どうしてここが痛むのでしょうか？」と聞いても、「たぶん〜でしょう」という答えしか返ってこなかったと思います。また、関節痛に関する質問への答えが、「軟骨がすり減ったから」という場合、「どうして右は大丈夫なのに左の軟骨がすり減ったのでしょうか？」と、根本の原因を追究しようといろいろと質問しても、本当の原因を答えられる人は、まず、いないでしょう。

それにもかかわらず、説明に心から納得がいかず、疑問や不満が残り、明らかに再発の不安があっても、患者はお金を払います。不満足な商品なら文句を言って返品するのに、大切な体に関しては、まったく納得がいかないことが、まかり通っている現実が、私は不思議でたまりません。

納得のいかない治療法にお金を払うのではなく、「痛みや歪みのない、最も健全な生活を送るために投資する」ことが重要なのです。それは、手の届かない贅沢なことではありません。誰もが容易に手に入れることができる、人間の基本的な権利なのです。

4…痛みが一生再発しない最も簡単な方法

多くの人は、再発を恐れるあまり、手術を受けたり、器具や器械を買い込んだり、薬に依存したりします。しかし、ほとんどの場合、体が歪んでいるという根本の問題を解決しない限り、痛みは再発します。たとえ一時的に痛みを抑えることができたとしても、人間を形作っている骨と筋肉の不調和を基本的なところから改善しなくては、意味がないからです。

「骨はそれ自体では動きません。筋肉が動かすのです」。エゴスキュー・メソッド®は、使われていなかった筋肉を目覚めさせ、本来の正しい動き方を思い出させ、動き方を手ほどきすること（筋肉の再教育）により、骨格を正しい位置に戻します。その結果、体の歪みが治り、結局は痛みが消えてしまうのです。

そして、一生痛みと無縁に過ごせるだけではありません。姿勢がよくなると肺が広がって、より多くの酸素を取り入れることができ、代謝や気の流れもよくなり、呼吸器系、神経系、消化器系など体全体も大幅に活性化します。

次章より、痛みの原因や痛みの取り去り方など、エゴスキュー・メソッド®の理念や理論を詳しく説明します。そのあとの章で、実際にE-サイズを体験していただき、その画期的な効果を、あなたご自身で体感してください。

第1章
なぜエゴスキューで痛みから解放されるのか

1…エゴスキュー・メソッド®は
　　筋肉を再教育する運動療法

　エゴスキュー・メソッド®とは、人体の構造をありとあらゆる角度から徹底分析し、研究し尽くされた末に編み出された、「解剖学的、生理学的、生体力学的な原則に基づいた運動療法」です。

　今まであまり使われなかったために、正しい動きを忘れかけていた筋肉に、「動き」という刺激を与え、もともとの動きを思い出させ、活発に動くようにさせます。その結果、動きの悪くなった筋肉が、不自然に引っ張ってしまっていた骨や関節の位置を元の位置に戻し、体全体の歪みをとるのです。

　このように筋肉を再教育すれば、私たちは人間本来の正しい姿勢に戻れ、痛みや歪みもとれ、そこから生じた多くの不調や健康問題も改善できます。

2…動くことで活性化される
　　体のすべてのシステム

寝たきり体験から編み出したメソッド

　[訳者補足]　エゴスキュー・メソッド®とは、創始者ピート・エゴスキュー氏の名前から来ています。彼は、ベトナム戦争に従軍して、負傷。痛みと体の不調に苦しみましたが、どんな医者も、どのような治療や方法も彼を助けることはできませんでした。そこで、彼は自分で人間の体の構造や仕組みなどを研究模索しながら、「筋肉を再教育する」ことで、痛みや歪み、体の機能を改善するという「エゴスキュー・メソッド®」を独自で開発したのです。
　当時の様子を振り返り、彼は次のように語ります。

　　　　　＊＊＊＊＊＊＊＊＊＊＊＊＊＊＊＊＊＊＊＊＊＊＊＊＊＊＊＊＊

　1969年、ベトナム戦争のさなか、アメリカ海兵隊の一員だった私は、ひどく負傷して、病院船の集中治療室のベッドに横たわっていました。

　体をまったく動かさない状況が続けば、遠からず体のあちらこちらの機能を失ってしまうことになります。寝たきり状態が続いた私は、ある日、自分がまっすぐ立つことも、歩くこともできなくなっていたことに、愕然としました。一般的には、ケガをしたら休むことが、最良の治療法だと考えられています。しかし、体を使わなければ筋肉は確実に衰えていくことを、私はこのときに身

をもって体験したのです。

　その後、私は集中的にリハビリテーションを行い、自分で模索し、あきらめずに努力を重ね、体を動かし続けました。そして徐々に回復し、体の機能を取り戻していきました。その体験から、人間の体とは本来どのようにできているのか、何を真に必要としているのかを学ぶことができました。

　軍を退いてからも、生体力学、機能的解剖学、運動療法などの研究に没頭しました。そして20年以上の研究、試行錯誤を重ね、医療現場での適用や実証実験などを経て、エゴスキュー・メソッド®が誕生したのです。

　エゴスキュー・メソッド®を使えば、治らないと思っていた慢性痛や体の歪みでも、簡単によくなります。それは、私たち人間は、自分の体の中に自己治癒力を高め、痛みから解放される力をすでにもっているからです。

　しかし、残念なことにそれを知らず、自ら動くことをやめ、体を使うことを怠り、ただただ痛みに苦しみあえいでいる人々が、なんと多いことでしょう。

　私たちは動くために生きているのです。「体を動かさない生き方」とは、徐々に死に近づいていくこと以外の、何ものでもありません。ほかの治療法では、痛みはたとえ一時的にはおさまっても、また戻ってきます。なぜなら、痛みの根本的な原因は、筋肉や骨格が正しく働いていないことだと気づいていないからです。

　人間の体とは、外部からのいかなるものにも影響されずに、健康と生命を保ち続けるだけの、確固とした力をもっていると私は信じています。しかし、その宝さえも、使わなければ簡単に失ってしまうのです。

現代人の生活スタイルが痛みの原因

　まず最初に、皆さんの大きな誤解を解かなくてはなりません。それは、「骨自体は動かない」ということです。「骨を動かしているのは、筋肉だ」ということを忘れないでください。このことを頭に入れながら、痛みの原因にもつながる、現代人の生活の問題点について、考えてみましょう。

●生活スタイルの激変が痛みを生む

　人間の体は、3億年もの時間をかけて作り上げられてきましたが、その間私たちは、なぜ、体を動かさなければならなかったのでしょうか？　その一番の理由は、「空腹を満たすため」です。大昔の人間は、狩りをしたり、木に登って実をとったりして、食物を得ていました。野獣に襲われることもあり、常に危険と隣りあわせで、動かなければ、生き残ることはできなかったのです！

　ほんの100年ぐらい前でも、ほとんどの人々は一日中汗を流して畑を耕し、体を動かしていました。そして、食べるためには、畑に行き、野菜を引き抜いて、水をくんできて洗い、自分で火をおこし、食べ物を準備しなければなりませんでした。

　ところが、現在はどうでしょうか？　スーパーに行けば、調理された食べ物は、いくらでも売られています。商品を持って、レジに行くだけです。自分で料理するにしても、水道もガスもあり、電子レンジもそろっているのが一般的でしょう。洗濯にしても、一枚一枚手でゴシゴシと洗っていた時代はそう昔ではありませんが、今は洗濯機にまとめて放り込んで、ボタンを押すだけで済んでしまいます。

　また現代は、交通機関が発達し、どこへ行くにも自動車が使われるようになりました。便利な家電製品に囲まれ、仕事はデスクワークが中心になり、余暇はテレビの前で過ごす…。こうした生活スタイルが当たり前になりました。その「体を動かさなくなった」ツケが、今、痛みとなって、私たちにまわってきているのです。

　生き物としての人間の体の基本的な作りは、何万年も前からそれほど変わっていません。そして、「骨は筋肉によって動く」という原則も、3億年前から何も変わっていません。3億年かけてできた人間の体は"動く"ように作られていますが、ここ数十年で生活スタイルが激変し、私たちは動かなくなってしまいました。

　現代生活における問題点は、本来使われるべき筋肉が使われずに、正しい動きを忘れたり、特定の筋肉だけが酷使されたりしていることです。そのため、本来使われるべきではない筋肉が代役をつとめなくてはならなくなり、無理して頑張り、その結果、骨が動き、体を歪ませ、痛みを起こす原因となっている

のです。(P31「代償作用が起きる仕組み」参照)

●人間は動くために作られた精巧なマシーン
　ここまで繰り返し述べてきたように、私たちは、動くために生きています。体とは、本来「動くためのマシーン」なのです。私たちは生まれてから死ぬまで、決して動くことをやめることはありません。心臓は、自分で動かそうと思わなくても、眠っているときでさえも、しっかりと動いています。けれども、**使われなくなった筋肉は、意識して刺激を与えないと、固まって動かなくなり、しだいに働かなくなってしまうのです。**

　赤ちゃんは、まず家中をハイハイして「動き」回り、立つために必要な筋肉をつけます。私たちの胃も、「動いている」からこそ、食べた物を消化吸収できます。健康なのに、毎日流動食をとっていたら、胃はナマケモノになって、本来の機能を果たさなくなるでしょう。

　体のすべてのシステムは、「動くこと」によって活性化されます。すべては動くことによってはじまり、動かないことは、死に近づいていくことにつながります。体を正常に動かすためにも、よりよく生きるためにも、「動き」は絶対に欠かせません。ところが、現代人の体は、「適切な運動」という、体を活性化させる刺激が、絶対的に足りないのです。その結果、体の働きが衰え、歪みや痛みといった深刻な問題が、引き起こされているのです。

●使わなければどんどん衰えていく筋肉
　人間が体を動かすときには、刺激に「反応」して動く場合と、自分の意志で「選択」して動く場合の2種類があります。たとえば、大昔、人は狩りをしていて獲物を見れば、食料を得ようと「反応」し、動物に向かっていきました。しかし現代では、獲物に突進していく必要はなく、冷蔵庫を開ければ、食べる物がすぐ手に入ります。現代人は、動かないという「選択」をすることも可能なのです。

　わかりやすくいえば、筋肉は脳と同じです。脳は、学んだり、記憶したり、考えたりという、適度な刺激を与えることで活性化しますが、使わなければどんどん衰え、老化していきます。体の筋肉も脳と同様に、使わなければどんどん衰えていき、体全体がますます弱ってしまうのです。

このように、筋肉にとって重要なのは、"刺激"です。人間は、何か外から刺激を受けると、即座に「反応」または脳で判断し「選択」をします。そして脳が神経を通して「動きなさい」という命令を筋肉に送り、筋肉はその命令を受けて、骨格を動かすわけです。つまり、「骨格は、筋肉の命令に従っている」のです。ということは、歪んだ骨格を治すためには、まず筋肉に正しい刺激を与えてやればよいということになります。

　人間の体は本当によくできていて、筋肉は、本来あるべき位置、自分がなすべき役割をしっかりと心得ています。ですから、筋肉に適切な適量の刺激を与えてやりさえすれば、簡単に本来の動きを思い出し、正しく動きはじめます。

　そして、今まで代役をつとめていた筋肉と、自分の役割を果していなかった筋肉は、互いのバランスを取り戻すようになります。それぞれの筋肉が正常に活躍しはじめれば、体全体が健全に働き出し、心身ともにベストコンディションとなるのです。

3…筋肉への正しい刺激が、歪んだ骨格を治す

痛みとは体からの"警告メッセージ"

●痛みだけ止めても、体はよくならない

　痛みとは、決して悪いことばかりではありません。それは「体の何かがおかしい。一刻も早い対処が必要！」「何か起きるべきではないことが、起きている！」という、危険が差し迫っていることを知らせる体からの叫び、"警告メッセージ"です。

　歪んだままの体で動いていると、筋肉や骨格から、しだいに強度や反応能力などが失われていきます。痛みとは、私たちの体に組み込まれた、車の警報装置のようなものだと思ってください。

　たとえば、車上荒らしに遭う（歪んだ体のままで、間違った動作を繰り返している）と、警報装置が作動してアラームがけたたましく鳴り出します（痛みとして現れます）。驚いた持ち主は現場にかけつけ、大切な車を守ろうとします。けれども、車上荒らしがまだ車を荒らしている真っ最中なのに、単にアラームだけを止めて（痛みだけを消して）、立ち去ってしまう。このような、表

面上の問題だけを解決するのと同じなのが、多くの人の痛みの消し方です。

　手術をしたり、薬を飲んだりして、とにかく一時的にでも痛みが止まればいいと思ってはいないでしょうか。アラームだけを止めても、車上荒らしは確実にあなたの体を荒らしていきます。そして、いつしか体全体の働きがすべて奪われ、ついには動かなくなってしまうのです。

　筋肉は、使わなければどんどん衰えていきますが、自分ではその変化になかなか気づきません。痛みを感じないからといって、必ずしも健康体であるとはいえないのです。筋肉を使わないと、姿勢が歪んでいき、いずれは痛みがでたり、体の不調につながります。

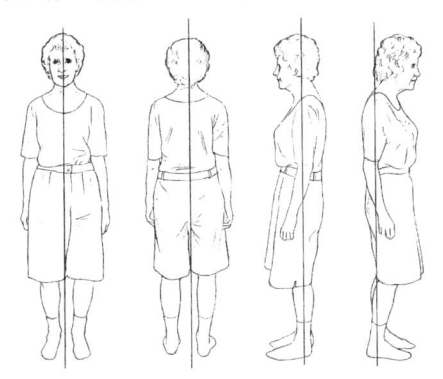

左右対称ではない歪みのある体
(左図では背中が曲がり、腰が後ろに傾いている。また顔も右に傾いていて、右肩が下がっている。少しガニ股でO脚。左側面図からよりも右側面図のほうが、頭がより前に出ているので、体が回転していることがわかる)

●**左右対称な体のバランスがくずれたとき**
　私たちの体は、顔立ちや体格、性別、人種の違いがあっても、解剖学的には大差ありません。同じ基本設計のもと、同じ骨格、同じ筋肉、同じ神経を備えています。

　人間は体の器官が中心線をはさんで左右対称になっています。右目と左目、右肩と左肩、右ひざと左ひざのように、すべてが対になっていて、常に左右でバランスよく同じことができるようにデザインされています。また、体を形作っている骨や筋肉、じん帯、腱(けん)などの作りも、左右ともすべてまったく同一です。

　体本来の構造は、優秀な鳶(とび)職人が組み立てた、建築現場用の「足場」にたとえられます。職人は締め具を使って、90度の角度に保ってパイプを結び、足場を組み上げます。この90度という角度には意味があります。直角とは、最高の強度と耐久力を与える角度なのです。これと同じことを、体もしています。

人間の体を正面から見ると、この大事な「足場」の結合部にあたる場所に、8つの関節があります。それらは4つの対になった肩関節、股関節、ひざ関節、足関節ですが、その8つの関節を縦横に直線で結ぶと、すべてのラインが直角に交わり、左右対称になっていることに気づきます（P9「理想の基本姿勢」の図参照）。

この8つの関節は、ほかの関節との位置関係が垂直水平90度に保たれている必要があります。そのどれか1つでも90度からずれてしまうと、しだいに体本来のバランスのとれた骨格が失われ、歪みが生じていく原因になります。

●人間の体はすべてがつながっていて、一体となって機能している
　人間の体は、骨格や筋肉などがすべてつながっていて、一体となってユニットとして機能しています。そのため、何か痛みや問題がある場合に、その1カ所だけに対処し、回復させようとしても不十分です。ほとんどの人の問題は、体全体のねじれや歪みが原因であるため、まずこうした根本の歪みをとり、筋肉を再教育し、体全体をバランスよく使えるようにすることが最も重要です。

　エゴスキューのメニューは、それを最短で達成できるように、また、最大の効果を得られるように、E-サイズの種類や順序、時間、回数などが絶妙に組み合わされています。

　今、多くの人が行っている強化エクササイズやジムのトレーニング器材、治療メニューなどは、特定の筋肉、たとえば、腹筋だけを鍛えたりするものです。しかし、人間の体は、すべてがつながり、一体となって機能しているので、体全体を1つのユニットとしてとらえる考え方がすべての基本となります。

●背骨のS字カーブの重要性
　私たち人間の体が姿勢を保ち、安定して動くことができるのは、マスキュロスケレタル（musculoskeletal ＝ 筋骨格）システムの働きによります。このシステムは、骨格を形作っている骨、筋肉、じん帯、腱（けん）、関節、軟骨、神経、そのほかの結合組織から成り立っています。

　人間には、ほかの脊椎動物と同じように、体の中心に背骨があります。ほかの脊椎動物（大型類人猿は除く）と違う点は、正しい姿勢で直立したときに、人間の背骨はゆるやかなS字カーブを描いていることです。このS字カーブが

あることで、私たちは姿勢のバランスを保ち、体を動かし、体への衝撃をやわらげることができるのです。(P83「背骨の構造と役割」参照)

1カ所をかばうために起きる体全体の歪み

　人間の体は、どの部分も動くためにできています。しかし、運動不足で筋肉に適当な刺激を与えなかったり、誤った筋肉の使い方を繰り返していると、体は本来の姿勢を失い、筋肉と骨格の関係がアンバランスになっていきます。そうすると、筋肉は、正しい刺激を受けていない状態に適応しようとして、筋肉や骨格の新しい結びつき方を作り出してしまいます。これを「代償作用」と呼びます。

　たとえば、ケガをしたりして、ある部分に痛みや不快感があると、私たちの体は、本来使うべきでない筋肉に助けを借りて、その場所を「かばう」ようになります。この「かばう」という行為が「代償作用」を引き起こします。

〈代償作用が起きる仕組み〉
第一段階　1. ケガなどで、使われない器官は機能を停止します。
　　　　　2. 定期的に刺激を受けない筋肉は、動かなくなっていきます。
第二段階　1. 体は、動きや刺激がない状態にも、適応するようになります。
　　　　　2. 痛みや歪みのある場所を「かばう」ために、別の筋肉を代用するようになります。
　　　　　3. しかし、代用された筋肉は、本来の目的とは違った使われ方をするため、しだいに筋肉の強度や柔軟性を失い、正常に機能する状態から病的な状態へ陥っていきます。

　わかりやすい例として、顎関節症で説明しましょう。顎関節症は、デスクワークやパソコンを使っての仕事が全盛の現代、急増している疾患です。

　パソコンを長時間使うと、本来頭を支えるべき首の筋肉が、これ以上、前かがみの頭を支えることができなくなります。すると、生体がもつ適応力「代償作用（代役をつとめる作用）」によって、あご（特に下あご）と頭蓋骨の筋肉が助けようと、首に代わって重い頭を支えはじめます。

　下あごの筋肉は本来、あごの開閉や食べ物を噛むために使われるようにできていて、頭を支えるようにはできていません。そのため、頭を支えるのを助け

る役をさせられた、この可哀想なあごの筋肉は、不自然に緊張して硬くなり、今度は本来の仕事ができなくなってしまうのです。

　その結果、物を噛んだり、話をしたりするときに、口が開かない、あごに痛みがある、あごがガクッと鳴るなどの症状がでます。これが、顎関節症なのです。そして、パソコンを使わないときでも、頭が前に傾いたままの状態で維持するようになってしまいます。

　このような頭が前かがみの状態であっても、横から見たときに、頭、肩、腰、ひざ、足首の中心が垂直になるように、エゴスキュー・メソッド®で本来の姿勢に戻せば、あごの筋肉は正しく働きはじめます。

　ところが、この"頭が落っこちそうな"状態を、そのままにしておくと、頭の位置がずれたために、体が倒れるのを支えようとして首がずれます。今度はまたそれを補おうとして肩がずれます。さらに肩を補おうとして腰までずれていき、同じようにひざ、足がずれて、結局は体全体が歪んでしまうのです。

　筋肉や骨格が正常に働かない原因は、体の作りそのものにあるのではなく、こうした必要に迫られて誤った結びつき方をしてしまった、代役をつとめた筋肉と骨の関係からくるのです。生体がもつ「代償作用」は一見素晴らしい適応能力に思えますが、長期的にみると、正常に機能する筋肉や骨格を正常な位置からずらしてしまい、体にほかの問題を起こすことになります。

4…股関節・骨盤の歪みを正し、痛みをとる

自分で自分の体を改善できる

●自分の体で何が起きているか正しく理解する

　エゴスキュー・メソッド®では、まずクライアントの痛みを取り去り、そのあと筋肉と骨格を正しく機能させるためのセラピーに入ります。今までの説明でおわかりになったと思いますが、痛みの真の原因は、筋肉や骨格がきちんと働いていないことです。現在なんらかの痛みを抱える人々にとっては、早く痛みをとることが一番大事だと思いがちですが、最も重要なことは、今、自分の体で何が起きているのかを、正しく理解することです。痛みを感じたということは、その根本の原因を治し、体全体の働きを改善するチャンスが来たという

ことなのです！

　自分の筋肉や骨格の状態を知るのに、医者の診察を受けたり、X線検査をする必要はありません。あなた自身が、自分の筋肉と骨格を自分の力でよみがえらせるのです。私たちは自分の体の痛みをとるために、整形外科医になる必要はないのです。自分自身で、「感じること」「見ること」「理解すること」で、自分の体を改善できるようになるのです。

● 「再び」体のもつ本来の力を目覚めさせる
　食べ物にも、体のためになるよい栄養と、体に悪い影響を与える物があるように、体にもよい刺激と、そうでない刺激があります。体によい刺激を与えると、体はきちんと働きはじめます。逆に、刺激を正しく十分に与えないと、本来使うべきではない筋肉を代用するようになってしまいます。こうした代役をつとめることでバランスをくずしている筋肉を、元の役割に戻すことが重要なのです。

　エゴスキュー・メソッド®には、「Re」という英語ではじまる、3つの重要なポイントがあります。
1. Rediscover the body's design（再び、体本来の設計を見いだす）
2. Restore function（再び、機能を取り戻す）
3. Return to health（再び、健康になる）

　接頭語の「re-」は、ラテン語、英語、フランス語では「再び」という意味です。これら3つの言葉は、エゴスキューの基本理念をとてもよく表しています。痛みから解放されるためには、体がもつ本来の力を「再び」目覚めさせてあげることが必要なのです。設計しなおすことではありません。

　もともと体は見事に設計されています。体が本来の形からずれてしまうことが、痛みがでたり、機能を失う根本的な原因です。痛いからといって薬を飲んだり、手術でどこかを切りとることが答えではないのです。

　痛みから解放されるためには、まず筋肉に、正しい刺激を与えることからはじめます。その方法がこの本で説明しているE-サイズと呼ばれる動きですが、これはジムでの辛いトレーニングから連想する、従来の強化エクササイズやボディビルの運動とはまったく異なります。**E-サイズは、筋肉や関節に本来の**

動き方を思い出させ、正しい動きを教えるための筋肉の動きへの手引き（筋肉への再教育）なのです。

　痛みの最善の治療法は、「体を正しく動かす」ことです。エゴスキュー・メソッド®とは、体を動かすことが少ない現代の生活環境に不足している「動き」という刺激を、独自のプログラムで補強するものです。

●股関節・骨盤は人間の基盤
　「腰は体の要（かなめ）」といわれますが、股関節や骨盤は、人間の基盤となる場所です。体のもう1つの"脳"と呼べるくらい重要です。

　エゴスキューのクリニックでは、最初に、股関節の歪みを正します。股関節が歪むと、全身に大きな悪影響を及ぼすからです。第3章で説明するE-サイズは、たとえ特定の関節や場所に症状や痛みがあっても、必ず股関節の歪みをとるようにメニューが作られています。

5…人間に秘められた驚くべき力を引き出す

体験談：脳卒中の後遺症からの驚異的な回復

　ここで、エゴスキュー・メソッド®によって、劇的な改善がみられた脳卒中患者の体験談を紹介します。
［訳者補足］　脳卒中とは、脳の血管が破れる（脳出血）、詰まる（脳梗塞）などして、急に手足のマヒや言語障害、意識障害などの発作を起こす脳血管障害のことです。病状がひどい場合は、命を落とすこともあり、また一命をとりとめても、重い後遺症を残すことがしばしばあります。

　　　　＊＊＊＊＊＊＊＊＊＊＊＊＊＊＊＊＊＊＊＊＊＊＊＊＊＊＊

　ゲイリーは3年ほど前に、脳卒中の発作におそわれ、その後、理学療法（運動やマッサージ、電気刺激や温熱などの物理的手段を用いた運動機能回復のための治療法）などを経て、私のクリニックを訪れました。

　それは、たまたま面白いことに、エゴスキュー・メソッド®で人生が180度好転した体験をもつ、プロゴルファーのジャック・ニクラウスの紹介でした。そのきっかけは、ゲイリーがジャック・ニクラウスの試合をギャラリー（観客）の1人として、観戦していたことでした。足を引きずりながら歩くゲイリーの

姿に気づいたニクラウスが、親切にエゴスキューを紹介したのです。

　ゲイリーは歩行障害がひどく、平衡感覚も失われたままで、腕を動かすのもやっとの状態でした。初めてゲイリーに会ったとき、私は彼に脳卒中の発作で、脳に深刻な損傷があったと思うかと尋ねました。すると、ゲイリーは、脳に深刻な損傷はなかったと答えました。

　それでまた、私は尋ねました。
「それなら、なぜ、動かないんだろう？」
　彼は肩をすくめるばかりでした。
　私はゲイリーに、脳卒中のことは、もう忘れるように言いました。そして目の前にある、自分が今なすべきことに、全神経を集中するように告げました。今やるべきこととは、これまでに失われてきた、彼自身の本来の筋肉と骨格の機能を取り戻すことです。

　私はエゴスキューのクリニックで、ゲイリーに、「足のせ両腕突き上げ（スタティック・バック・リヴァース・プレスズ）」（P94参照）、「座ってクッション（シッティング・ニー・ピロー・スクイーズィズ）」（P73参照）、「仰向けそっと足上げ（フックライイング・アイソレイテド・ヒップ・フレクサー・リフツ）」（P70参照）の3種のE-サイズを行うように指導しました。

　すると、どうでしょう！　即、彼の歩行障害が大きく改善されたのです！

　次の日、私はゲイリーの手が握り締められていることに着目しました。それは脳卒中患者の後遺症として、よく見られる症状でした。
「ゲイリー、手を広げてみてくれるかな」
「そんなこと、無理ですよ。発作が起きてから、もう3年も手を広げることができないんですよ」
　彼は半ばあきらめたように、つぶやきました。
　私は静かにゲイリーの腕をとると、彼の頭の上まで持ち上げました。
「さあ、手を広げてみて」

　すると、脳卒中の発作以来、3年間もできなかった、無理だとあきらめていた「手を広げること」が、2日目のセラピー後には、なんとその場で、スッと、いとも簡単にできるようになったのです！

ゲイリーには、まだまだ乗り越えなくてはならないたくさんの課題があります。しかし、筋肉に動きの刺激を与え、昔の正しい動き方を思い出させることで、体に大きな変化が起きはじめたのです。医者からの診断、自分の思い込みを断ち切ったことで、「もう決して治らない」とも思えた、脳卒中による後遺症を克服しはじめることができたのです！

　「もう治らない」と思える慢性痛や体の歪み、そのほかの多くの健康問題でも、エゴスキューで解決することができます。そのためには、「医者の診断」「歳だから」「事故やケガ、病気のせいだから」などの、あきらめや間違った思い込みを、きっぱり捨てることです。

痛みがない生活は、誰もが生まれもった権利

　ゲイリーのように、私たちは誰でも、自分自身で自分を治す力を発揮し、痛みのない生活を送れる能力を備えています。その力を十分に発揮するためには、まず自分の努力や取り組む姿勢が非常に大切です。「痛みからの解放」は、薬や外科手術、矯正器具や特別設計のマットレスや椅子など、外部からの何かによって、もたらされるわけではないからです。

　たとえ何かほかの治療で痛みがおさまっても、根本的な問題である筋肉や骨格が正しく動かない原因を治さない限り、それらは一時的な対処法でしかありません。痛みを望んでいる人など、どこにもいませんし、また、誰も痛みを抱えている必要もないのです。

　エゴスキュー・メソッド®を使えば、痛みを克服できます。どんな痛みに苦しんでいる人々でも、自分自身の自己治癒力を目覚めさせ、その力を十分に発揮し、自分で痛みの原因を改善することができるからです。

　私たちが本当に必要なのは、完全に機能する筋肉と骨格だけです。それは決して贅沢品ではなく、誰もが手の届く、なくてはならない基本的な必需品なのです。

　人間の体は素晴らしい性能を備えた、驚異の「動くマシーン」なのです。

　痛みがない生活、それは私たちの誰もが、生まれもった権利なのです。

第2章
誰もが簡単にできる
エゴスキュー・メソッド®
〈E-サイズ〉

1…E-サイズは筋肉への動きの手引き

　エゴスキューでは、900種類以上もあるエゴスキュー・メソッド®の運動や動きのことを、「E-サイズ」と呼んでいます。筋肉への動きの手引きであるE-サイズを、歪みにあわせて、最も効果的に数種類を組み合わせたものが「E-サイズ・メニュー」です。
　このメニューを正しく行えば、筋肉を再教育することで、本来の筋肉と骨格の機能を取り戻し、瞬時に痛みをとることも可能なのです。

　このいつでもどこでもできる「E-サイズ・メニュー」は、体の痛みを感じながらも、仕事や育児に追われ、効果的な運動をする暇がない、私たち現代人に最も適した画期的な健康管理法だといえます。

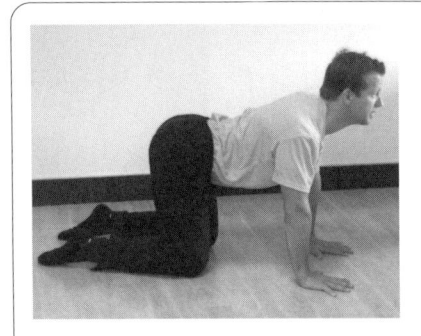

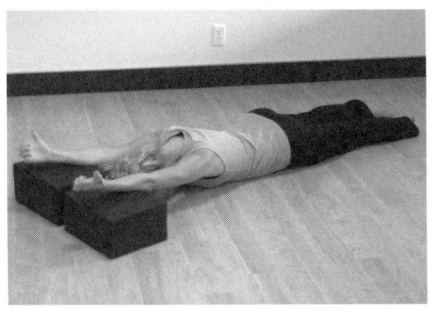

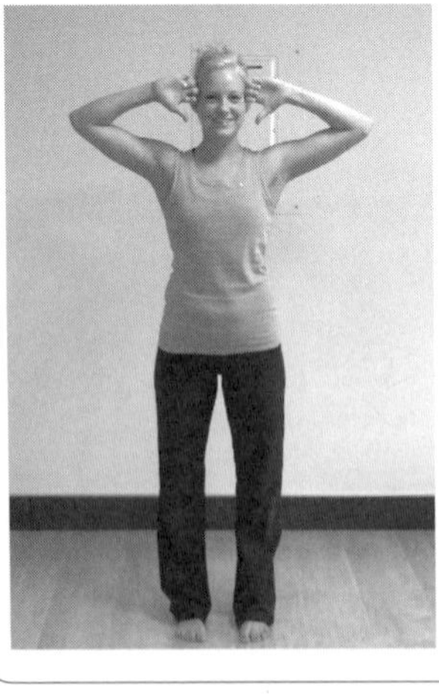

E-サイズは、立つ、座る、寝転ぶなど、さまざまな姿勢をとりながら行います。

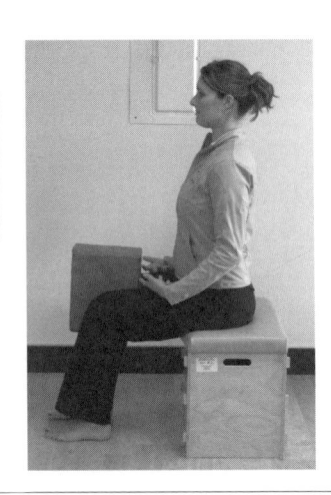

2…誰でもどこでもできるE-サイズ

　この本では、41種類のE-サイズを紹介しています。立って行う、椅子に座って行う、床に寝て行うものなど、さまざまな種類がありますが、基本的に誰でもどこでもできる簡単な運動や動きばかりです。

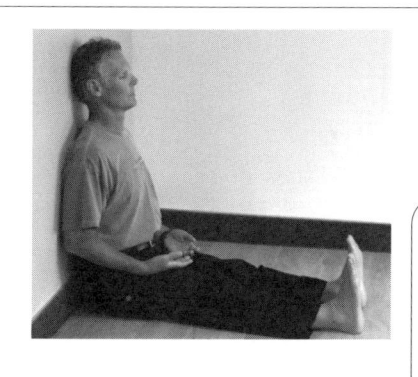

特別な器具は必要ありません。壁や床、椅子、クッションなどがあれば、いつでも、どこでもできます。

1日4～8ポーズを、大体15～30分ほどでできるセットメニューになっています。

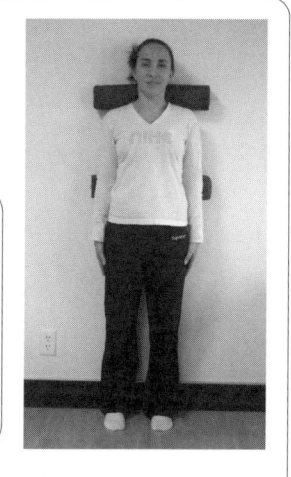

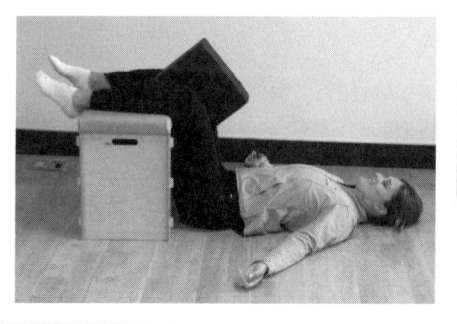

子供から妊婦、お年寄りまで、誰でも簡単に行えます。

第2章◎誰もが簡単にできるエゴスキュー・メソッド®〈E-サイズ〉

3…でも、やり方が正しくないと効果がでません

　このように、素晴らしい効果抜群のE-サイズですが、効果を最大限に引き出すためには、しっかりと頭に留めておくべき重要事項があります。

●自己管理、責任感、実践こそが何よりも重要

　最も重要となるのが、自分の健康と人生に対する責任感です。まず、「自分の健康は自分で作る」「他人まかせにしない」と、自覚、決意することが大切です。それにより、自分の本来の自己治癒力にスイッチが入ります。誰もあなたの筋肉を動かすことはできません。あなた自身が、自分の筋肉や骨格を自分で手ほどきするのです。

　この本はただ読むだけなら、何の益もありません。有益な情報を頭に詰めても、実践がなくてはまったくの無駄になってしまいます。

●E-サイズ・メニューを行うときの注意事項

　E-サイズは、やり方が正しくないとせっかくの効果がよくでません。以下の点に注意して行ってください。

①写真をよく見てマネる！

　E-サイズは、正しい体の位置、角度などを常に意識して、そこからずれないように行ってください。この本の中の写真、特に、手、足の場所や位置をしっかり観察して、できるだけ同じ姿勢をまねてください。(P42「E-サイズの基本となる姿勢や形」参照)

②ゆっくりとイメージしながら行う

　ゆっくり大きく呼吸をしながら、使われていなかった筋肉に久しぶりの刺激を与え、本来の正しい動きを思い出させるイメージをしながら、ゆっくりと体を動かしてください。筋肉の正しい動き方への手ほどきですから、スピードを上げ、勢いや反動で筋肉を動かすと、効果も半減します。

　根性でやると、かえって動くべきではない筋肉が助っ人として動き出し、代償作用が起きるので、無理はしないで、できる範囲で行ってください。ほかの

運動のように、回数をたくさんこなすのや根性や力で達成するのが目的ではなく、筋肉をゆっくり再教育するプロセスが重要なのです。

③回数や時間を守る

指示された回数や時間を守って、正しく行ってください。1日に何度も行ったり、回数を増やしたりして、回復を早めようとはしないでください。体は、最初は限られた刺激量しか吸収できないようになっています。

④必ず左右両側を行う

E-サイズは、どのような場合でも、必ず左右両側を行ってください。

⑤朝行うのが最も効果的

E-サイズ・メニューは朝に行うと、最も効果があります。体全体の筋肉が今までの悪い癖を忘れ、その日1日、新しい刺激で正しい動きをはじめられるからです。朝にできない場合でも、昼や夜など、どの時間帯でも、また各E-サイズをバラバラに行っても、まったく行わないよりは行ったほうがいいので、できるかぎり実行してください。

⑥毎日やる！

E-サイズ・メニューは毎日行います。1日できなくても心配いりません。また翌日から続けてください。長く休んだ場合は、全体調整のメニュー（P198）ではなく、数日間は、最初のメニューに戻って行ってください。

⑦順番どおり行う

E-サイズ・メニューは、それぞれの問題に最も効果がでるように、組み合わされています。メニューはこの本に示された順番どおりに行ってください。

⑧痛む場所のメニューをしっかり行う

現在、何か痛みがある場合には、この本の中の別のE-サイズをあれこれ試すようなことはしないでください。痛みがある場所のメニューをしっかりと行ってください。

4…E-サイズの基本となる姿勢や形

　E-サイズには、ある一定の基本姿勢や基本の形があり、立つときの姿勢、足を曲げるときの角度、手足の向きや位置、足先や指先の形などが、大切なポイントになります。そのなかから、この本によくでてくるものをとりあげました。これらを意識しながら、E-サイズを行ってください。

まっすぐに立つ

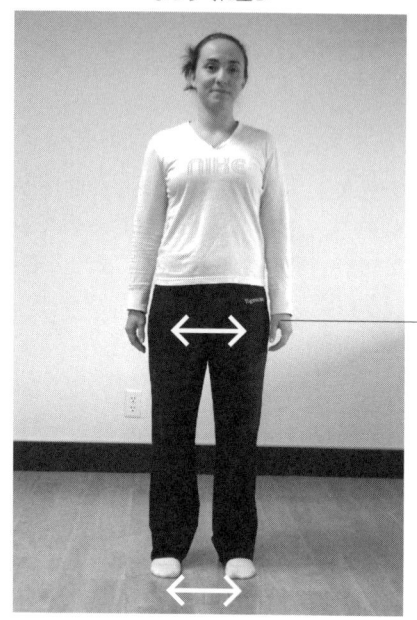

立つときの基本姿勢

　両足を股関節（左右の足の付け根の中心と中心）〔P9参照〕の幅に開き、まっすぐに立ちます。腰の両はしの幅ではないので要注意。両手は体の横に伸ばします。両足の第2と第3の指の間とかかとを結んだ線を左右平行になるようにします。少し内股気味になる感じです。

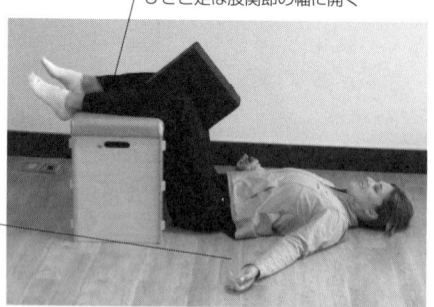

両手は体の横に伸ばす

股関節の幅に開く
両足の第2と第3の指の間と
かかとを結んだ線が
左右平行になるようにする

ひざと足は股関節の幅に開く

両腕は手の平を
上にして
体から45度
離して伸ばす

寝て行うときの基本姿勢

　ひざと足を股関節の幅に開いて、保ちます。両腕は手の平を上にして、体から45度離して伸ばします。椅子か台の上に足をのせる場合は、両足でも片足でも90度に曲がるようにのせます。

基本的な足の配置（足の開き方）

両足を股関節の幅に開き、両足の第2と第3の指の間とかかとを結んだ線を、左右平行にします。壁に足の裏をつけて行うE-サイズや、椅子に座って行うE-サイズも、同じように足を置きます。少し内股気味になる感じです。

少し内股気味

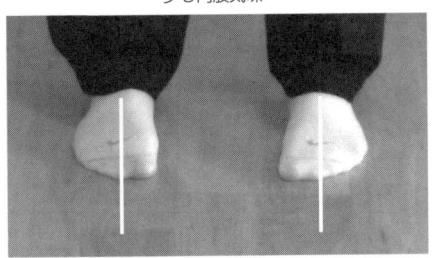

両足の第2と第3の指の間とかかとを結んだ線を左右平行にする

ピジョン・トゥ（鳩の足）の形

左右の足の親指同士を合わせるように内側に向け、かかとは左右に離します。立つときも、うつぶせのときも同じです。（写真はうつぶせの場合）

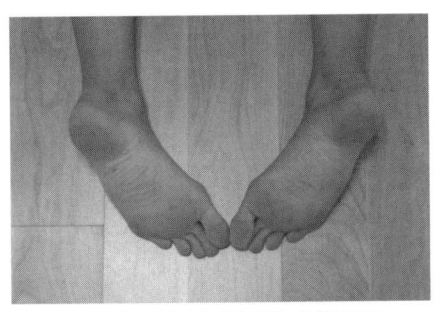

左右の親指同士を合わせるように内側に向け、かかとは離す

ゴルファーズ・グリップ（ゴルフクラブを握る）の形

両手の親指を上方に向けて伸ばし、残る4本の指を第2関節で曲げます。

親指を上に

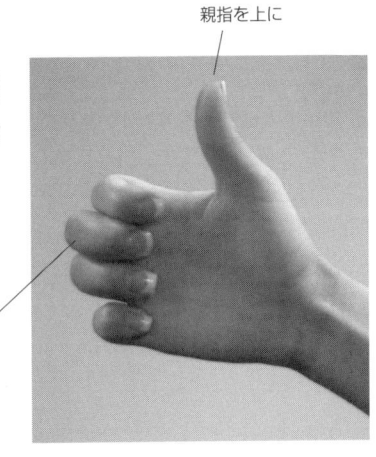

残り4本を第2関節で曲げる

第2章◎誰もが簡単にできるエゴスキュー・メソッド®〈E-サイズ〉　43

5…身近な道具を使って行う

　この本で紹介している一部のE-サイズでは、下記のような道具や日用品を使用します。
　身近にあるもので十分ですので、ご用意ください。

・足をのせられるような椅子、または大きな台など。
・足首が左右に動くのを止めるための、ある程度の重さがある台や箱など。
・厚さ15センチくらいのクッションを1つ、または2つ。
・足に引っ掛けて引っ張ることができるようなひも。ベルトやバスタオルでも代用できます。
・高さを調節するための、タオルや座布団など。

6…1日20分で健康になれる

～私たちは一体どれくらい、体に適切な、よい「動き」が必要なのでしょうか？～

　それは驚くなかれ、ほとんど歪みのない、ある程度体を動かす人にとっては、たったの20分程度です。ほとんど体を動かさない人は、1時間以上は必要でしょう。
　しかし、体は歪みがとれて健全になってくると、自然と体が動きたくなります。約3カ月くらい毎日必要なE-サイズを続けると、それまでできなかったさまざまな動きや運動ができるようになり、徐々にアクティブなライフスタイルへ変化していきます。
　そして、E-サイズをするかしないかでは、体の調子が大きく異なるので、毎日のE-サイズが欠かせなくなります。

第3章
自分で行う痛み解消メソッド

1　足の痛みを取り去る

◆足の役割

　足には、大きくわけて2つの役割があります。直立した体を支えることと、歩いたり走ったりするときに、地面から受ける衝撃を吸収し、スムーズに移動することです。足は車でいうと、タイヤのようなものです。体の一番下にあり、直接地面に接触しています。タイヤがないと車が走れないのと同じく、足がなければ、体も移動することができません。スムーズに体を動かすためには、足の裏が毎回地面に正しく着地することが、とても重要になります。

◆正しい足の運び方、体重のかけ方

　健全な足は、歩いたり、走ったりするときに、「①かかと　②親指の付け根（拇指球）③足先」という順番で着地します。もし、このような順番で足が動いていなければ、それは体重を支えている体のどこかに問題がある証拠です。足は、これ以外での足の動き方に適応するようには、デザインされていないのです。

　ですから、特別な靴をはいたり、靴に中敷を入れて安心している人も多いのですが、実はこのような小細工をしても、気休めにしかなりません。足の痛みの本当の原因である、体全体の歪みを根本から治さなければ、まったく意味はないのです。

◆足に多い疾患と痛みの原因

　足の裏には、アーチ（弓）形をした土踏まずがあります。建築家はよく理解しているように、アーチというのは非常に強い構造をしています。この足のアーチ形をした土踏まずは、全体重を支え、地面から受ける衝撃を吸収する仕組みになっています。

　しかし、なかには「偏平足」と呼ばれる、土踏まずのない足もあります。偏平足は、衝撃を吸収する仕組みがないので、足の裏全体が直接地面についてしまいます。そのため、足の裏に受ける衝撃が、下肢（足）、ひざ、全身に直接伝わり、疲れやすく、ケガもしやすくなります。

　また、足の裏がうまく働かなくなると、これをかばうために、ふくらはぎやひざ、股関節、腰の筋肉が、足の代役をつとめようとしはじめます。つまり、足の裏の代わ

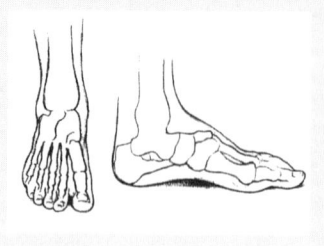

足の骨と
足裏の
アーチ形の土踏まず

りに、別の筋肉が、体重の移動や足の運びを調節したり、地面についたときの感触、反応を確かめるようになるのです。これらはすべて体にとって正しい働きではないため、足関節、すね、ひざ、股関節、骨盤、腰など、全身の歪みやさまざまな疾患、ケガにつながります。(P31「代償作用が起きる仕組み」参照)

アメリカでは第二次世界大戦のときに、医者たちが「偏平足」を徴兵の採用基準に使いました。というのは、「偏平足」の人たちは、耐久力に乏しく、体のバランスが悪いため、ケガをしやすい、動きがのろい、重い物を運ぶのが苦手、そして、足が疲れやすく、痛みが長く続きやすいなどの問題があったからです。それで、偏平足の人を軍隊に採用しなかったのです。偏平足は軽視されがちですが、あなどれない足の異常なのです。

次に、足に多い疾患と痛みの原因について、説明します。

〈回内足、回外足〉
回内足とは、土踏まずのアーチが下がって、足首が内側に傾いた状態をいいます。回外足とは、その逆で、足首が外側に傾いた状態の足を指します。回内や回外がひどくなると、強い圧力が足の骨格だけでなく、その周辺の筋肉やじん帯、腱などの組織にかかることになり、足のケガの原因となります。

〈足底筋膜炎〉
足底筋膜炎とは、足底筋膜と呼ばれる、かかとの骨の下側と足の指の付け根をつないでいる、丈夫なひも状の組織が炎症を起こした状態です。歩いたり走ったりするときに、足が地面をけると、釘を踏みつけたかのように、かなりの痛みが生じます。この痛みは、足への体重のかけ方や、間違った足の運び方によって、かかとに不必要なまさつが生じ、足底筋膜に繰り返し重さがかかることで起こります。

〈踵骨棘〉
踵骨棘とは、かかとの骨が異常に大きくなったものです。骨の底面に棘状のものができて、立ち上がるときや、歩くときに痛みを生じます。踵骨棘は、まさつや圧迫などで、たくさんの刺激を受けた場所にできます。通常、骨棘を切除する手術などが行われますが、かかとの骨に刺激を起こしている原因を治さなければ、痛みや炎症は何度でも再発します。

〈たこ、うおのめ〉
たこ、うおのめは、皮膚に繰り返し圧迫が加わることで、角質層が厚くなってできるものです。たこは、かかとや足の指の付け根など、まさつや圧迫などで強く刺激を受ける場所にできます。うおのめは、足の裏や足の指の関節部分にできることが多く、中心に角質が固まってできた硬い芯があり、押すとかなり痛みます。たこ、うおのめの原因は、足に合わない靴をはくことだとよくいわれますが、根本的な原因は、足、ひざ、股関節の筋肉が正しく働いていないために起きる不必要なまさつです。

〈外反母趾、腱膜瘤〉
　外反母趾は、足の親指の付け根が外側に飛びだした状態をいいます。腱膜瘤は、親指の付け根にある少量の液体を含んだ袋（滑液包）が炎症を起こして、痛みとはれを伴ったものです。腱膜瘤は、外反母趾が原因で起こるといわれていますが、根本的な原因は、間違った足の運び方と体重のかけ方によって生じているまさつや圧迫です。足を正しく運び、足に正しく体重をかけるようにすれば、症状は大きく改善されます。

〈ハンマー足指〉
　ハンマー足指は、足の指が関節のところで曲がったままになり、縮んで硬直した状態をいいます。初期の段階では、まだ関節は動きますが、放置しておくと、やがて動かなくなります。長年にわたって足に合わない靴をはき続けたことが原因だといわれていますが、根本的な原因は違います。

　ハンマー足指は、正常に機能しなくなった足の代役をつとめようとしているのです。本来、足は土踏まずや足首、下腿（ひざから足首まで）、ひざ、股関節などと同時に動いて、地面からの衝撃を吸収したり、平衡感覚を保つ役割をしています。しかし、間違った足の運び方や体重のかけ方が原因で、筋肉のバランスが悪くなるため、足の指の関節が縮んだままになることで、足の役割を代わりに果たそうとしているのです。

　　　　　　　＊＊＊＊＊＊＊＊＊＊＊＊＊＊＊＊

　人間を形作っている骨格と筋肉は、すべてつながっていて、一体となって機能しています。そのため、どこか１カ所がうまく働かないと、ほかの場所にも必ず影響がでます。

　体には、体重を支える大事な「足場」の結合部にあたる関節が、左右４カ所ずつ（両肩、両股関節、両ひざ、両足首）、全部で８つあります。歪んだ体を治し、痛みをとるためには、これらの関節を一直線上に並べ、位置関係を垂直水平90度に保つことが重要です（P９「理想の基本姿勢」の図参照）。
　足首、ひざ、股関節、肩の項でも紹介するＥ-サイズを行えば、８つの関節の位置関係はすぐに改善されます。それによって筋肉や骨格が正しい位置に戻り、消失した足の裏の土踏まずは、再び本来の役割を取り戻し、きちんと機能するようになります。

　足の痛みのほとんどは、足の裏の土踏まずがなくなっていることや、正しい足の運び方、足への正しい体重のかけ方ができていないことが原因なのです。
　足の疾患にはさまざまな種類がありますが、これらに対処するのに、あれこれ異なったＥ-サイズを試す必要はありません。これから説明するＥ-サイズは、足の根本的な問題に対応しているので、たとえば踵骨棘の痛みは、腱膜瘤と同じ方法で治ります。
　なぜなら、すべての足の故障や疾患は、すべて同じ問題に根を発しているからです。違うのは、外に現れた症状だけです。エゴスキュー・メソッド®では、「結果」として現れた個々の症状を治そうとするのではなく、その「原因」を正します。

足の運び方、体重のかけ方を改善するE-サイズ

- 行う回数＆時間：毎朝1回。約15分。
- 行う期間：足の痛みが軽くなったと感じる状態が、24時間以上続くまで、毎日行います。痛みがなくなっても、1週間はこのメニューを続け、その後、全体調整のメニュー（P198）に変更します。腱膜瘤（けんまくりゅう）など、痛みがない症状の場合には、このメニューを3週間行ってから、全体調整のメニューに変更します。

❶【足首回し・曲げ伸ばし】

E-サイズ名：スーパイン・フット・サークルズ・アンド・ポイント・フレクシィーズ
(Supine Foot Circles and Point Flexes)

E-サイズのやり方

■足首回し　フット・サークルズ
① 床に仰向けに寝て、両足を股関節の幅に開き、まっすぐに伸ばす。
② 右足の足先をひざのほうへ引っ張るように曲げ、ももの筋肉を引き締める。
③ 左足を胸のほうへ引き上げ、両手で曲げた足のひざの後ろをしっかりとつかむ。
④ この姿勢のまま、曲げた左足のひざを動かさずに、足首を時計まわりに30回、できるだけ大きくまわす。
⑤ 次に、逆方向に30回、足首をまわす。

両手で、曲げた足の
ひざの後ろをつかむ
足首を時計回りに30回
逆方向に30回
大きくまわす

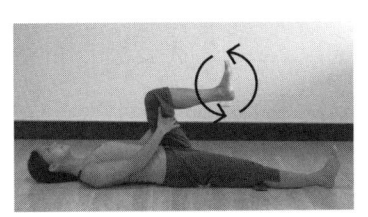

■足首曲げ伸ばし　ポイント・フレクシィーズ
⑥ 足首を両方向にまわした（上記⑤の）あと、同じ姿勢のまま、足先を前後させる。
⑦ まず、足先をすねのほうへしっかり引く。次に逆方向へ足が一直線になるように足先を遠くへ伸ばす。
⑧ これを20回、繰り返す。
⑨ 足を代えて、①〜⑧を同じように行う。

足先を20回前後させる

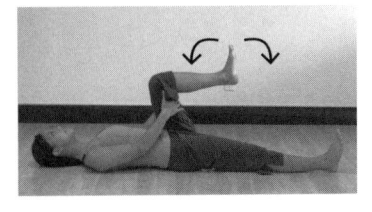

《E-サイズのポイント》
◎ 曲げた足のひざは動かさず、ゆっくり、しっかり足首だけを動かすことが重要。
◎ 伸ばした側の足は床につけたまま、足先をしっかり引いた状態を保つ。
◎ 簡単そうにみえるが、特にガニ股で歩く人には難しい。

足の運び方、体重のかけ方を改善するE-サイズ

❷【ひもでふくらはぎ&ひざ裏をストレッチ】
E-サイズ名：スーパイン・カーフ・アンド・ハムストリング・ストレッチ
(Supine Calf and Hamstring Stretch)

E-サイズのやり方

■ひもでふくらはぎをストレッチ　カーフ・ストレッチ
①写真のような、先端に輪を作ったひもかベルト、タオルなどを用意する。
②床に仰向けに寝て、股関節の幅で両足を開き、両ひざを立てる。
③用意したひもなどの輪の中に、足の裏の前側の部分を入れて、引っ掛ける。
④ひざを伸ばし、ふくらはぎが伸びるように、ひもを引っ張る。
⑤ひもで引っ張っている足はまっすぐに保ち、床から45度の角度で引き上げる。
⑥ひもで引っ張っている側の足のももと、床についてひざを曲げている側のももは、同じ角度（45度）、位置を保つようにする。
⑦肩の力を抜いて、その姿勢を30秒保つ。
⑧その後、足を代えて、同じように行う。

床から45度の角度で引き上げる

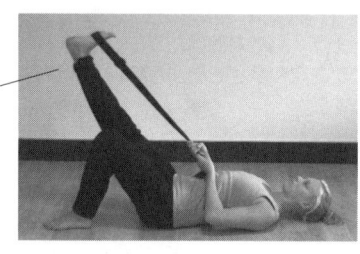

足の裏の前側にひもの輪を入れて引っ張る

■ひもでひざ裏をストレッチ　ハムストリング・ストレッチ
①「ひもでふくらはぎをストレッチ」（写真上）と同じように、仰向けに寝て、股関節の幅で両足を開き、両ひざを立てる。
②ひもの輪の部分に、かかとから少し手前を引っ掛ける。
③上げている足全体を、ひざが曲がらないようにして、ももの裏側が伸びるように体の方向に引っ張る。
④足を引っ張りすぎて、お尻が床から離れないように注意しながら、その姿勢を30秒保つ。
⑤その後、足を代えて、同じように行う。

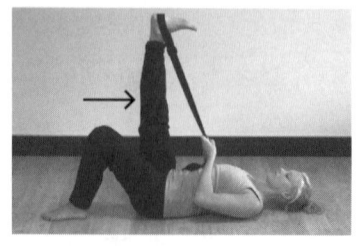

足全体をももの裏側が伸びるように体の方向に引っ張る

足の運び方、体重のかけ方を改善するE-サイズ

❸【股関節回転矯正ストレッチ】
E-サイズ名：スタティック・エクステンション
(Static Extension)

E-サイズのやり方
①椅子か台の上にひざをついて、足を股関節の幅に開く。
②まず、ひざの上に腰がくるようにして床に手をつき、ひじをまっすぐに伸ばす。
③このとき、腕を肩幅に開き、手首の真上に肩がくるようにする。
④両手を手の平分ぐらい（10～15センチ）前に進ませ、腰の位置がひざよりも10～15センチぐらい前にくるようにして、頭を下げる。
⑤頭と背中、お腹の力をゆるめて、両方の肩甲骨を引き寄せる。背中から腰にかけて、くっきりとカーブができる。
⑥この姿勢を1～2分保ち、その後リラックスする。

くっきりカーブさせる

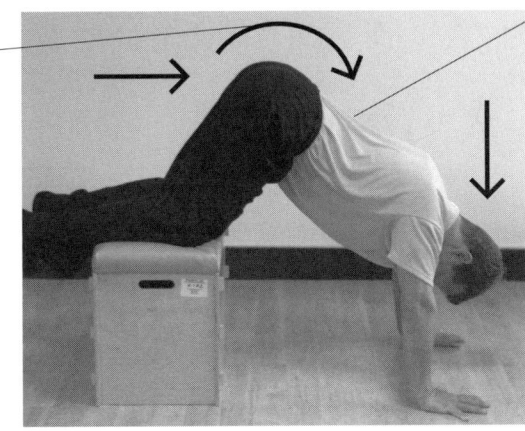

頭と背中、お腹の力をゆるめて、両方の肩甲骨を引き寄せる

床に手をつき、ひじをまっすぐに伸ばす

腕を肩幅に開き手首の真上に肩がくるようにする

《E-サイズのポイント》
◎上記⑤のとき、背中がまっすぐではなく、きれいにカーブしているかを、誰かに確認してもらうとよい。
◎腰が痛む場合は、お尻を後ろに引いて、腰の位置を少しひざに近づけるようにする。

足の運び方、体重のかけ方を改善するE-サイズ

❹【空気イス】
E-サイズ名：エア・ベンチ
(Air Bench)

▶ E-サイズのやり方
①背中を壁につけて立ち、股関節の幅で足を開く。
②両足の第2と第3の指の間とかかとを結んだ線を左右平行にする。
③お尻を壁につけたまま、足を前に出しながら、少しずつ腰を落としていく。
④椅子に座った格好になったら、かかとに体重をかけて、そのままの姿勢を1～3分保つ。
⑤このとき、ひざが足先でなく、かかとの真上にくるようにする。
　肩と腰を壁にぴったりとくっつけることが重要。
⑥このE-サイズのあとは、1分歩き回って体をリラックスさせる。

お尻を壁につけたまま
足を前に出しながら
少しずつ腰を落としていく

肩と腰を壁に
ぴったりつける

ひざがかかとの
真上にくるように

かかとに体重をかけて
そのまま保つ

《E-サイズのポイント》
◎ひざが痛む場合は、少し腰の位置を上げ、ひざにかかる重さを減らす。
◎3分がきつい場合は、数秒からはじめ、まずは1分ぐらいを目標にする。

> **コラム　靴の選び方**
>
> 　靴の選び方については、痛みがあってもなくても、基本的なルールは同じです。靴は、はかなければ、はかないほうがよいのです。筋肉や骨格が果たしている役割を考えると、足の自然な動きを制限してしまう"靴"は、足の敵だともいえます。革、キャンバス地、ゴム、合成皮革など、たとえ素材が何であっても、靴をはくこと自体が足にはよくないのです。靴で足を十分に曲げる力や伸ばす力、地面の感触を読みとる力が奪われてしまうからです。最もよいのは、できる限り靴を脱ぎ、裸足で歩くことです。そうはいっても、ずっと裸足で過ごすのは難しいので、靴を選ぶ場合には、自分の足に合った、軽くて柔らかい素材のもの、ある程度の余裕があり、足が自由に動く靴を見つけるとよいでしょう。
>
> **[訳者補足]** この本の出版後、ピート・エゴスキュー氏はナイキ社に頼まれ、最もはきやすい靴の基本をデザインしました。それは「ナイキ・フリー」と呼ばれ、軽さを誇り、エゴスキューの関係者が愛用しているものです。

2 足首・アキレス腱・ふくらはぎの痛みを取り去る

◆足首の役割
　足首の役割は、大きくわけて3つあります。体重のほとんど100％を支えること、体重を移動すること、そして地面などから受ける衝撃のクッション役です。足首は、これらの役割をほぼ同時に行っています。

◆足首のケガの原因
　スポーツをする人のケガのなかで、足首のケガは、ひざについで多く、全体の約20％を占めています。また、まったく運動をしない人でも、足首を痛めることが多いのですが、その原因は足首が弱くなっているからです。

　では、私たちの足首は、どうして弱くなってしまったのでしょうか？　それは、体重を支えている肩、股関節、ひざという重要な関節と、足首の関節（足関節）を結ぶ骨格の配列が、垂直水平90度の基本ライン（P9参照）からはずれ、体が歪み、足首に正しく体重がかからない状態が長く続いてしまったからです。

　重力と正しい骨の配列は、関節にとって、ちょうど接着剤のような働きをし、適度な強度を与えてくれます。私たち人間は、地球上に生きている限り、必ず重力の影響を受けるので、自分の関節にまったく体重がかからないということはあり得ません。逆にいえば、足首に、常になんらかの負荷がかかっている状態こそが、足首の強度を保ち、正常に機能できる状態といえます。

　ですから、足首、ひざ、股関節、肩のそれぞれ4つの対になった関節の位置関係を、最高の強度を発揮できる、垂直水平90度の本来の配列に戻すことが重要となります。

〈 ねんざ（捻挫）、脱臼 〉
　足首のねんざは、足首のじん帯が傷ついた状態です。大部分のねんざは、筋肉や関節が正常な可動域を越えて、強くねじれたり引っ張られた結果、じん帯が伸びて、部分的あるいは完全に切れてしまったものです。

　足首の関節は、蝶番型をしており、比較的小さな骨と、太くて短いじん帯でできています。足首はどんなところでもうまく歩けるようにできています。ところが、なんらかの原因で、常に連動している足裏のアーチ、ひざ、股関節からの助けが得られなくなると、足首は地面からの衝撃を直接受けることになってしまいます。

　足首には、一定以上の電流が流れると、自動的に回路を遮断する、サーキット・ブレーカーのようなメカニズムがあるため、足首だけに無理がかかると、文字通りヒューズが飛んだような状態になります。これが、ねんざや脱臼です。

　ねんざや脱臼の際、足首をサポートするために、伸び縮みする弾性包帯を軽く巻く

ことはOKですが、固い装具をつけることは避けてください。足や足首は、固定され締めつけられると、正しい動きができなくなります。そうすると、ひざや股関節が足首の代役をつとめようとして、体全体が歪みはじめてしまいます。

〈骨 折〉

　足首の骨折は、足を内側か外側にひねった場合に起こり、まずは折れた箇所をつける手術や処置を受けることが必要です。その後、回復期には「片足のせストレッチ（スーパイン・グローイン・ストレッチ）」（次ページ参照）のE-サイズを行うとよいでしょう。また、これ以降の項で紹介するE-サイズも、足関節を正しい骨格の配列に戻すのに役立ちます。

　関節が損傷した場合には、手術は最後の手段と考えたほうがいいでしょう。手術によって、ネジやプレートで骨をつないで補強すれば、ひと安心するかもしれませんが、長い目でみると体本来の自然な構造をそのまま残しておくほうが、ずっと賢明です。

　また、じん帯をねじったり切断してしまったときも、関節の損傷の場合と同じ考え方ができます。骨折はないけれども、足首の関節全体に悪影響が及ぼされているからです。そのため、早急に体のほかの部分との健全なつながりを取り戻し、正しく機能できるようにすることがとても大切です。

　骨折、ねんざやそのほかの筋肉や骨が関係する問題では、実は傷ついた箇所より、その周りの組織がより深くストレスやダメージを受け、それがはれをよりひどくしている原因となっています。

　足首のはれに最もよい方法は、股関節、ひざ、足首の関節の並び方を元の正しい状態に戻すことです。これによって、血流がよくなり、老廃物の排出がうながされ、損傷した部分に酸素がどんどん送り込まれて、回復が早まります。このような理由で、次ページの「片足のせストレッチ（スーパイン・グローイン・ストレッチ）」のE-サイズは、足首のはれにも非常に有効です。

足首の痛みやねんざのはれ（骨折を除く）のためのE-サイズ

（1）足首がねんざではれている場合、まず、何か容器に氷水を用意し、その中に足と足首を浸けます。できるだけ長く、そのままの状態で、足首を冷やします。我慢できなくなったら、一度1～2分、足を引き上げます。その後、また足を氷水に入れて冷やします。10～12分ぐらい行うと、はれにとても効果があります。

（2）次に、ねんざした足を床に伸ばして、下記の「片足のせストレッチ（スーパイン・グローイン・ストレッチ）」のE-サイズを行ってください。このE-サイズを行うと、体重を支えている重要な関節（両肩、両股関節、両ひざ、両足首）の配列が、正しい状態に戻ります。

（3）「片足のせストレッチ」のE-サイズを終えたら、靴下と靴をはいて立ち上がり、徐々に足首に体重をかけていきます。完全に体重をのせたら、ゆっくりと、歩いてみてください。足先がまっすぐ前を向いていることに注意し、歩きながら、足の裏が、「①かかと ②親指の付け根（拇指球）③足先」の順に、しっかりと着地する歩き方をしているか、確認してください。

（4）足首が回復するまで、毎日「片足のせストレッチ」のE-サイズを繰り返してください。

❶【片足のせストレッチ】
E-サイズ名：スーパイン・グローイン・ストレッチ
(Supine Groin Stretch)

E-サイズのやり方
①足をのせるための椅子か大きな台と、足首を支えるための台などを用意する。
②床に仰向けになり、椅子か台の上に、ねんざしていないほうの足を90度に曲がるようにのせる。
③次に、ねんざしたほうの足を、床にまっすぐに伸ばし、足先が外側に向かないように、台などを置いて支える。
④このとき、左右の足の位置は、両股関節と同じ幅で、その直線上に体が曲がらずにしっかりとあるか確認する。
⑤両腕は手の平を上にして、体から45度離して伸ばす。
⑥上半身をリラックスさせ、腰のところがしだいに床に平らにつくことに意識を向ける。
⑦この姿勢で最低35～45分、リラックスした状態を保つ。
⑧次に、ねんざしていない足を床に伸ばし、ねんざした足の半分くらいの時間、17～22分、同じように行う。

椅子か台に片足が90度に曲がるようにのせる

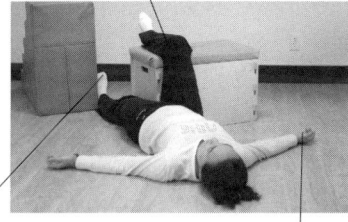

反対の足はまっすぐ伸ばし足先が外側に向かないように台などで支える

手の平を上にして体から45度離して伸ばす

第3章◎自分で行う痛み解消メソッド

◆アキレス腱の役割
　アキレス腱は、ふくらはぎの筋肉とかかとを結ぶ丈夫な腱です。アキレス腱の役割は、歩いたり、走ったりするときに、ふくらはぎの下腿三頭筋（ヒラメ筋、腓腹筋2つの総称）という筋肉が収縮する力を、かかとの骨に伝えることです。こうしたアキレス腱の働きによって、かかとで着地した後に足の前部を地面につける、反対側の足が着地する直前に足先をけり出す、それと同時にかかとを上げる、といった一連の動作ができるのです。

◆アキレス腱に多い痛みの原因
　アキレス腱は、体のなかで最もパワフルな腱でありながら、最も切れやすい腱です。アキレス腱炎やアキレス腱の断裂も、体全体の歪みによって、アキレス腱に能力以上の負担をかけてしまうことによって起きます。

　ですから、最善の予防策とは、アキレス腱を危険にさらしている、体全体の筋肉や骨格を正常に戻して、歪みなく働かせることです。アキレス腱に痛みがあったり、下記の「アキレス腱の異常を示す6つのサイン」に当てはまる場合には、次ページのE-サイズ・メニューを行うことをお勧めします。

【アキレス腱の異常を示す6つのサイン】
1. 靴の裏のすり減り方が偏っている。
2. 立っているとき、歩くときに、足先が外向き（ガニ股）である。
3. アキレス腱を軽くつまんでみると、少し痛みを感じる。
4. 椅子に座った状態で、机の端に片足をのせて、まっすぐに伸ばす。その足先を自分のほうに曲げてみる。このとき、足首が動くような感じがする（本来は、ふくらはぎが伸びるように感じる）。
5. 同じ姿勢で、同じく足首を曲げたとき、足裏の内側の端のラインがまず動き、それを追うように外側のラインが斜めに動く。
6. ふくらはぎの筋肉が、異常に硬い。

アキレス腱の痛みとその予防のためのE-サイズ

- 行う回数＆時間：毎朝1回。約30分。
- 行う期間：痛みが軽くなったと感じる状態が、24時間以上続くまで、毎日行います。痛みがなくなっても、このメニューを1週間続け、その後、全体調整のメニュー（P198）に変更します。

❶【足首回し】
E-サイズ名：フット・サークルズ
(Foot Circles)

E-サイズのやり方
①床に仰向けに寝て、両足を股関節の幅に開き、まっすぐに伸ばす。
②右足の足先をひざのほうへ引っ張るように曲げ、ももの筋肉を引き締める。
③左足を胸のほうへ引き上げ、両手で曲げた足のひざの後ろをしっかりとつかむ。
④この姿勢のまま、曲げた左足のひざを動かさずに、足首を時計まわりに30回、できるだけ大きくまわす。
⑤次に、逆方向に30回、足首をまわす。
⑥足を代えて、同じように行う。

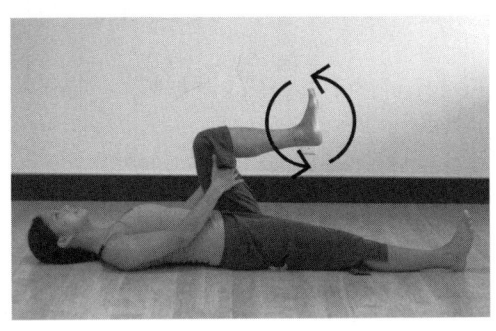

両手で、曲げた足の
ひざの後ろをつかむ
足首を時計まわりに
30回
逆方向に30回
大きくまわす

《E-サイズのポイント》
◎曲げた足のひざは動かさず、ゆっくり、しっかり足首だけを動かすことが重要。
◎伸ばした側の足を床につけたまま、足先をしっかり引いた状態を保つ。
◎アキレス腱の痛みが片足だけの場合も、このE-サイズは両足行う。

《注意》
◎このときは「足首曲げ伸ばし（ポイント・フレクシィーズ）」は、行わない。

第3章◎自分で行う痛み解消メソッド

アキレス腱の痛みとその予防のためのE-サイズ

❷【両足のせリラックス】
E-サイズ名：スタティック・バック
(Static Back)

E-サイズのやり方
①足をのせるための椅子か大きな台を用意する。
②仰向けになり、椅子か台の上に、両足を90度に曲がるようにのせる（90度の角度にならない場合は、椅子や台の上にタオルや座布団などを置いて、足の高さを調節する）。
③ひざと足を股関節の幅に開く。
④両腕は手の平を上にして、体から45度離して伸ばす。
⑤上半身をリラックスさせ、腰が左右平らになるようにする。
⑥腹式呼吸を行いながら、この姿勢を5～10分保つ。

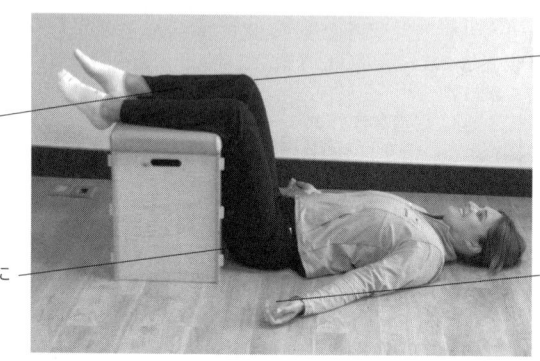

90度
ひざと足を股関節の幅に開く
腰が左右平らになるように
手の平を上にして両腕を体から45度離して伸ばす

《E-サイズのポイント》
◎お腹の上にティッシュペーパーを広げて置くか、おもりをのせると、腹式呼吸ができているかどうかを確認できる。

アキレス腱の痛みとその予防のためのE-サイズ

❸【壁にぴったり両足上げ】
E-サイズ名：スタティック・ウォール
（Static Wall）

E-サイズのやり方
① 寝転んだ状態で、両手を広げられるような、壁際の場所を見つける。
② 床に仰向けに寝て、壁に沿わせるように両足を上げ、お尻からかかとまでをぴったり壁につける。
③ このとき、お尻とひざの後ろの屈曲筋が、できるだけ壁に近づくようにする（この隙間は小さければ小さいほどよい）。
④ ひざ、足を股関節の幅で開き、両足の第2と第3の指の間とかかとを結んだ線が左右平行になるようにする。
⑤ ももに力を入れ、両方の足先を床のほうに引っ張るように曲げる。
⑥ 上半身をリラックスさせ、両腕は手の平を上にして、体から45度離して伸ばす。
⑦ この姿勢を、3〜5分保つ。

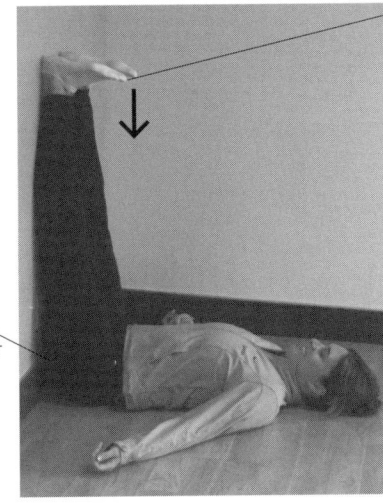

ももに力を入れ
両足の先を床のほうに
引っ張るように曲げる

はじめは難しいかも
しれないが、できるだけ
お尻からかかとまでを
ぴったり壁につける

《E-サイズのポイント》
◎ 背骨が安定して、体がきちんと働くようになると、壁にお尻がより近づくようになる。

第3章◎自分で行う痛み解消メソッド

❹【片足のせストレッチ】
E-サイズ名：スーパイン・グローイン・ストレッチ
（Supine Groin Stretch）

E-サイズのやり方

①足をのせるための椅子か大きな台と、足首を支えるための台などを用意する。
②仰向けになり、椅子か台の上に、片足が90度に曲がるようにのせる。
③反対側の足は、床にまっすぐ伸ばし、足先が外側に向かないように、台などを置いて支える。
④このとき、左右の足の位置は両股関節と同じ幅で、その直線上に体が曲がらずにしっかりとあるか確認する。
⑤両腕は手の平を上にして、体から45度離して伸ばす。
⑥上半身をリラックスさせ、腰のところがしだいに床に平らにつくことに意識を向ける。
⑦この姿勢で最低10分間、リラックスした状態を保つ。（10分やっても足がリラックスしない場合、下記の〈もものテスト〉をしてみて、足が完全にリラックスするまで続ける）
⑧次に、足を代えて、同じように行う。

椅子か台に片足が90度に曲がるようにのせる

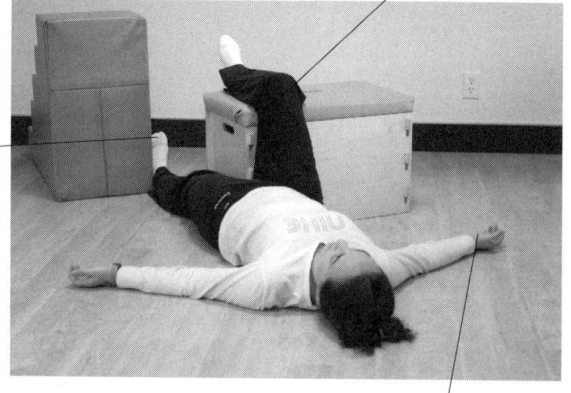

反対の足はまっすぐ伸ばし足先が外側に向かないように台などで支える

手の平を上にして体から45度離して伸ばす

〈もものテスト〉

それぞれの足を伸ばすために必要な時間を確認する、リラックス度をチェックする方法があります。それはもものテストです。まず、伸ばしたほうの足のももに力を入れてみてください。最初は、ひざのあたりに力が入りますが、その後、3～5分おきにテストを続けると、力が入る場所が上のほうに移るのがわかります。そして、ももの一番上に力が入ったとき、足が完全にリラックスしたことになるので、足を代えてください。このテストは、一時的に力を入れるだけなので、長く力を入れ続けないようにしてください。

◆ふくらはぎの役割
　ふくらはぎは非常にパワフルな5種類の筋肉でできており、外側に2種、深いところに3種あります。人間はふくらはぎのおかげで、地面に引っ張られている重力にも打ち勝って、立って歩くことができるのです。

◆ふくらはぎの痛みと異常の原因
　ふくらはぎに異常が起きると、ひざ、ももの内側、腰がその代役をつとめようとしますが、重力があるので、うまく代役をこなせません。ふくらはぎは、その間どんどん衰え、結局はアキレス腱にも問題を起こします。

　ふくらはぎの痛みをとり、体を本来の正しい動きに戻すためには、まず筋肉や骨格に正しい動きを思い出させ、筋肉を再教育して、体重を支えている8つの関節（両肩、両股関節、両ひざ、両足首）を、正しい骨格の配列にすることです。

〈 シン・スプリント（脛骨過労性骨膜炎）〉
　シン・スプリントは、すねに沿った筋肉が傷つき、ひどく痛む状態です。一般的には、シン・スプリントは、ふくらはぎとはまったく関係ないものだと思われていますが、ふくらはぎに正しい動きの刺激を与えると、早く回復します。P49で紹介した、「足の運び方、体重のかけ方を改善するE-サイズ」は、シン・スプリントの痛みをとるのに役立ちます。また、本項で以下に紹介するE-サイズを行うことで、股関節、ひざ、足首の間での調和された動きが取り戻され、傷ついた筋肉が早くよくなります。

〈 ふくらはぎのけいれん 〉
　ふくらはぎのけいれんは、水泳をしているときや、急に立ち上がろうとしたときなどに起こります。突然ふくらはぎがつって、ひどい痛みが生じる状態です。ふくらはぎがつるのは、筋肉が不慣れなことをしていることに対する反応です。脱水症状や栄養不足でも、つることがよくあります。刺激物を含む飲み物を控えて、できるだけ水をたくさん飲んでください。けいれんした部分を、力を入れないでマッサージし、足先をひざのほうにゆっくり曲げて、ふくらはぎを伸ばします。けいれんしているときは、E-サイズを行う必要はありません。

ふくらはぎの痛みや不調のためのE-サイズ

❶【足首回し・曲げ伸ばし】
E-サイズ名：スーパイン・フット・サークルズ・アンド・ポイント・フレクシィーズ
(Supine Foot Circles and Point Flexes)

E-サイズのやり方
■足首回し　フット・サークルズ
①床に仰向けに寝て、両足を股関節の幅に開き、まっすぐに伸ばす。
②右足の足先をひざのほうへ引っ張るように曲げ、ももの筋肉を引き締める。
③左足を胸のほうへ引き上げ、両手で曲げた足のひざの後ろをしっかりとつかむ。
④この姿勢のまま、曲げた左足のひざを動かさずに、足首を時計まわりに30回、できるだけ大きくまわす。
⑤次に、逆方向に30回、足首をまわす。

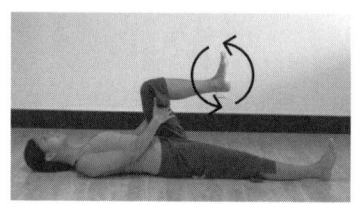

両手で、曲げた足の
ひざの後ろをつかむ
足首を時計まわりに30回
逆方向に30回
大きくまわす

■足首曲げ伸ばし　ポイント・フレクシィーズ
⑥足首を両方向にまわした（上記⑤の）あと、同じ姿勢のまま、足先を前後させる。
⑦まず、足先をすねのほうへしっかり引く。次に逆方向へ足が一直線になるように足先を遠くへ伸ばす。
⑧これを20回、繰り返す。
⑨足を代えて、①〜⑧を同じように行う。

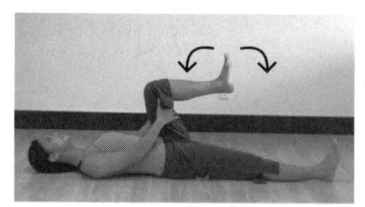

足先を20回前後させる

《E-サイズのポイント》
◎曲げた足のひざは動かさず、ゆっくり、しっかり足首だけを動かすことが重要。
◎伸ばした側の足は床につけたまま、足先をしっかり引いた状態を保つ。
◎簡単そうにみえるが、特にガニ股で歩く人には難しい。

❷【ひもでふくらはぎ&ひざ裏をストレッチ】
E-サイズ名：スーパイン・カーフ・アンド・ハムストリング・ストレッチ
(Supine Calf and Hamstring Stretch)

E-サイズのやり方
■ひもでふくらはぎをストレッチ　カーフ・ストレッチ
①写真のような、先端に輪を作ったひもかベルト、タオルなどを用意する。
②床に仰向けに寝て、股関節の幅で両足を開き、両ひざを立てる。
③用意したひもなどの輪の中に、足の裏の前側の部分を入れて、引っ掛ける。
④ひざを伸ばし、ふくらはぎが伸びるように、ひもを引っ張る。
⑤ひもで引っ張っている足はまっすぐに保ち、床から45度の角度で引き上げる。
⑥ひもで引っ張っている側の足のももと、床についてひざを曲げている側のももは、同じ角度（45度）、位置を保つようにする。
⑦肩の力を抜いて、その姿勢を30秒保つ。
⑧その後、足を代えて、同じように行う。

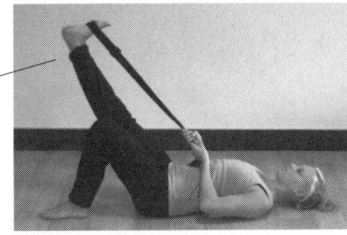

床から45度の角度で引き上げる

足の裏の前側にひもの輪を入れて引っ張る

■ひもでひざ裏をストレッチ　ハムストリング・ストレッチ
①「ひもでふくらはぎをストレッチ」（写真上）と同じように、仰向けに寝て、股関節の幅で両足を開き、両ひざを立てる。
②ひもの輪の部分に、かかとから少し手前を引っ掛ける。
③上げている足全体を、ひざが曲がらないようにして、ももの裏側が伸びるように体の方向に引っ張る。
④足を引っ張りすぎて、お尻が床から離れないように注意しながら、その姿勢を30秒保つ。
⑤その後、足を代えて、同じように行う。

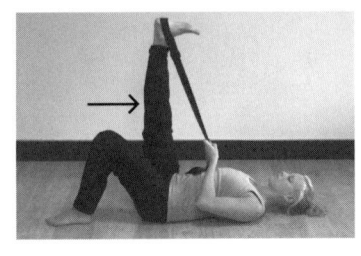

足全体をももの裏側が伸びるように体の方向に引っ張る

ふくらはぎの痛みや不調のためのE-サイズ

❸【股関節回転矯正ストレッチ】
E-サイズ名：スタティック・エクステンション
(Static Extension)

E-サイズのやり方
① 椅子か台の上にひざをついて、足を股関節の幅に開く。
② まず、ひざの上に腰がくるようにして床に手をつき、ひじをまっすぐに伸ばす。
③ このとき、腕を肩幅に開き、手首の真上に肩がくるようにする。
④ 両手を手の平分ぐらい（10〜15センチ）前に進ませ、腰の位置がひざよりも10〜15センチぐらい前にくるようにして、頭を下げる。
⑤ 頭と背中、お腹の力をゆるめて、両方の肩甲骨を引き寄せる。背中から腰にかけて、くっきりとカーブができる。
⑥ この姿勢を1〜2分保ち、その後リラックスする

くっきりカーブさせる

頭と背中、お腹の力をゆるめて、両方の肩甲骨を引き寄せる

床に手をつき、ひじをまっすぐに伸ばす

腕を肩幅に開き手首の真上に肩がくるようにする

《E-サイズのポイント》
◎ 上記⑤のとき、背中がまっすぐではなく、きれいにカーブしているかを、誰かに確認してもらうとよい。
◎ 腰が痛む場合は、お尻を後ろに引いて、腰の位置を少しひざに近づけるようにする。

ふくらはぎの痛みや不調のためのE-サイズ

❹【空気イス】
E-サイズ名：エア・ベンチ
(Air Bench)

E-サイズのやり方

①背中を壁につけて立ち、股関節の幅で足を開く。
②両足の第2と第3の指の間とかかとを結んだ線を左右平行にする。
③お尻を壁につけたまま、足を前に出しながら、少しずつ腰を落としていく。
④椅子に座った格好になったら、かかとに体重をかけて、そのままの姿勢を1〜3分保つ。
⑤このとき、ひざが足先でなく、かかとの真上にくるようにする。肩と腰を壁にぴったりとくっつけることが重要。
⑥このE-サイズのあとは、1分歩き回って体をリラックスさせる。

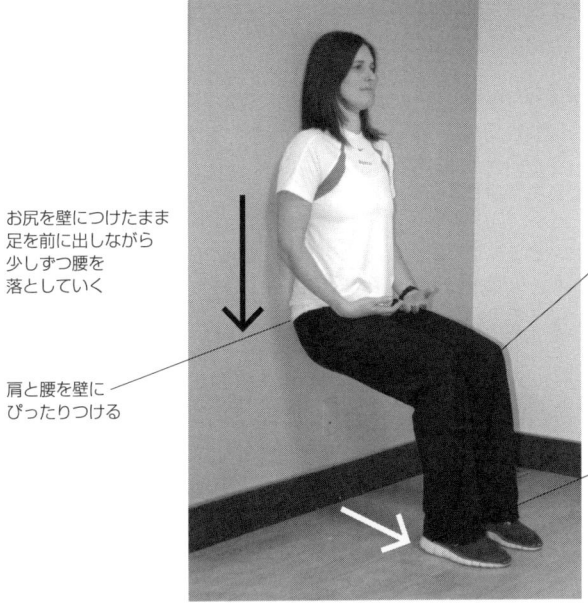

お尻を壁につけたまま
足を前に出しながら
少しずつ腰を
落としていく

肩と腰を壁に
ぴったりつける

ひざがかかとの
真上にくるように

かかとに体重をかけて
そのまま保つ

《E-サイズのポイント》
◎ひざが痛む場合は、少し腰の位置を上げ、ひざにかかる重さを減らす。
◎3分がきつい場合は、数秒からはじめ、まずは1分ぐらいを目標にする。

3　ひざの痛みを取り去る

◆ひざの役割

　ひざの役割は、腰と足首との複雑な動きを調和させることです。ひざの関節は、損傷を防ぐために、素晴らしい仕組みを備えています。たとえば、半月板と呼ばれる板状の軟骨は、衝撃を吸収するクッションの役割を果たし、体重をうまく分散させています。また、ひざの関節の両側面と後面にあるじん帯は、関節をしっかりと固定し安定させ、膝蓋骨（しつがいこつ）と呼ばれるひざのお皿は、ひざを保護する役目をしています。

◆ひざに多いケガと痛みの原因

　ひざは、非常にケガの多い関節です。最近では、若い人でもひざの問題で、私のクリニックを訪れることが多くなりました。現代の若者は、昔の人に比べて、十分に体を動かしていないので、筋肉と骨の動きが狂っていて、想像もつかないぐらいに、体がおかしな歪み方をしています。

　ひざを痛めた多くの人は、故障した車の部品を交換するのと同じような感覚で、ひざを手術して、軟骨を取り換えればいいと思っているようですが、ケガは偶然に起きるのではありません。ケガの多くは、体の筋肉や骨が、とっさのときに、正しく反応できないために起きてしまうのです。

　では、ひざの問題は、どうしたら解決できるのでしょうか。わかりやすく説明するために、ひざの問題が劇的に改善した男性の体験談を紹介しましょう。

　　　　　　＊＊＊＊＊＊＊＊＊＊＊＊＊＊＊＊＊

　テリーは12年もの間、ひざに問題を抱えていました。医者からは、損傷している右ひざの軟骨を取り除く手術を勧められましたが、実際に手術を受けると、右ひざをまっすぐに伸ばすことができなくなってしまいました。

　彼はひざの調子がおかしくなってから、体を鍛えようとして運動をはじめました。けれども、彼は歪んだままの体で運動をはじめてしまったので、今度は右ひざに慢性的な痛みが加わるようになりました。

　右ひざを伸ばせないため、体を安定させられず、テリーは無意識のうちに、左に体重をかけてバランスをとっていました。そのせいで、左腰が本来の位置からずれて、胴体から肩、頭の位置までもが歪んでいました。

　そして、今度は左ひざにも無理がかかるようになり、当然のごとく、左ひざが痛みだしたのです。

　しかし幸いにも、テリーはその後エゴスキュー・メソッド®に出合い、本項でも紹

介している「ひざのためのE-サイズ」を実行することで、ひざの問題を解決しました。

　彼の場合、まず硬くなっていた左側の骨盤帯の筋肉をゆるませてから、腰の位置を、本来あるべき体の中心に戻しました。すると、左ひざにかかっていた負担が取り除かれて、彼は右ひざを伸ばせるようになったのです。

　そして、12年間も問題を抱えていた右ひざが、E-サイズをたった3時間行っただけで、再び完全に機能しはじめるようになったのです。

　テリーの例でもわかるように、痛みをとるための基本は、体を左右対称に戻すことです。左右対称に機能していれば、体にはバランスが保たれます。しかし、体のどこかに問題が生じると、筋肉がほかの骨や筋肉、じん帯、神経などを引っ張ってきて、綱引きをしているような緊張状態になってしまいます。そうして引っ張られた筋肉や骨格には、当然ずれが生じ、歪みは全身に広がっていきます。これが、体の不調や痛み、歪みなどの原因です。

　ひざ関節が体重を支える、ほかの重要な関節（両肩、両股関節、両足首）と、常に垂直水平な骨格の配列を保っていれば、足首や股関節と無理なく、安定して動くことができるので、ひざに問題が生じることはありません。

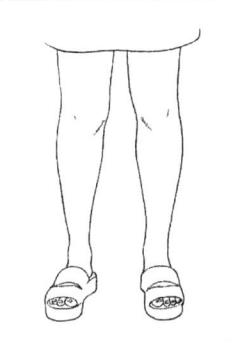

ひざが内側に曲がっている（X脚） 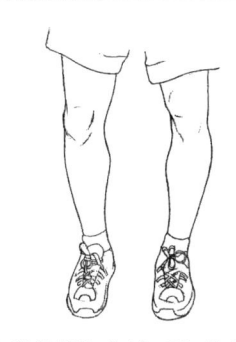　　　ひざが外側に曲がっている（O脚）

コラム　ひざの問題をチェックする方法

　ひざに問題があるかどうかをチェックする簡単な方法は、「ひざ小僧（ひざ頭）」の向きです。自然に立った状態で、ひざ小僧が内側や外側を向いている場合には、足首、ひざ、股関節、肩とのつながりが悪いことを意味します。正しく機能しているひざは、ひざ小僧が常にまっすぐ前を向いています。鏡の前に立って、自分のひざの向きを確かめてみてください。

ひざのためのE-サイズ

ひざの痛み

私たちのクリニックでは、ひざの問題を解決するためには、まず痛みの原因となっている2つの大きな症状を見つけます。1つはひざ小僧（ひざ頭）がまっすぐ前ではなくて内側に向いている場合です。その場合、多くは、X脚と呼ばれる、ひざ関節が体の中心側に曲がっている状態にもなっています。もう1つは、ひざ小僧が外側に向いていて、ひざが外側に曲がっている、O脚の場合です。

■ひざが内側に曲がっている場合（X脚）〔P67左図参照〕

これは骨盤帯の筋肉が弱く、骨盤が後ろのほうに傾き、いわゆる後屈になっている状態です。この場合は、骨盤帯の筋肉が弱いため、歩くたびに大腿骨が内転筋によって内側方向へ引っ張られても、それを健全な位置に戻すことができず、大腿骨が内側に内転したままになってしまうのです。

- 行う回数＆時間：毎朝1回。このメニューにある「❹片足のセタオルでストレッチ（スーパイン・グローイン・ウィズ・タオルズ）」というE-サイズは、人により相当の時間がかかります。ひざがひどく痛む場合は、片足につき45分～1時間、軽い痛みの場合には、15分～20分行ってください。
- 行う期間：痛みが軽くなったと感じる状態が、24時間以上続くまで、毎日行います。痛みがなくなっても1週間はこのメニューを続け、その後、全体調整のメニュー（P198）に変更します。

❶【立ってお尻にえくぼ】

E-サイズ名：スタンディング・グリュテアル・コントラクションズ
(Standing Gluteal Contractions)

E-サイズのやり方

①両足を股関節の幅に開いてまっすぐに立ち、両手は体の横に伸ばす。
②両足の第2と第3の指の間とかかとを結んだ線を左右平行にする。
③ももの筋肉や腹筋を使わずに、お尻の筋肉をしめたり（肛門をしめ、お尻にえくぼを作る感じ）、ゆるめたりする（写真左）。
④これを繰り返し、20回を3セット行う。
⑤次に、かかとを動かさずに、足先を左右に開いて（写真右）、同じように20回を3セット行う。
⑥上半身、腹筋、ももは、リラックスさせる。

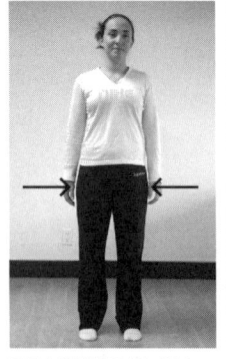

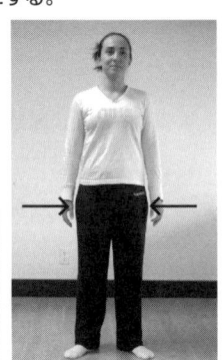

両足を股関節の幅に開く　　足先を開く

ひざのためのE-サイズ

❷【座ってクッションかかと上げ】
E-サイズ名：シッティング・ヒール・レイズィズ・ウィズ・ピロー
(Sitting Heel Raises with Pillow)

E-サイズのやり方
① 椅子と厚さ15センチくらいのクッションを用意する。
② 椅子の半分くらいの位置に腰をかける。
③ 下腹を前に出し腰をそらせ、お尻を後ろに突き出すようにして腰にカーブを作る。
④ ひざと足を股関節の幅に開き、両足の第2と第3の指の間とかかとを結んだ線を左右平行にする。
⑤ 両ひざの間にクッションをはさむ。
⑥ ももの内側の筋肉を使って、クッションを両側から軽く押し続ける。
⑦ この状態を保ちながら、股関節の前の筋肉を使い、足先を床につけたまま、両足のかかとをゆっくり上げたり、下げたりする。
⑧ これを繰り返し、15回を3セット行う。

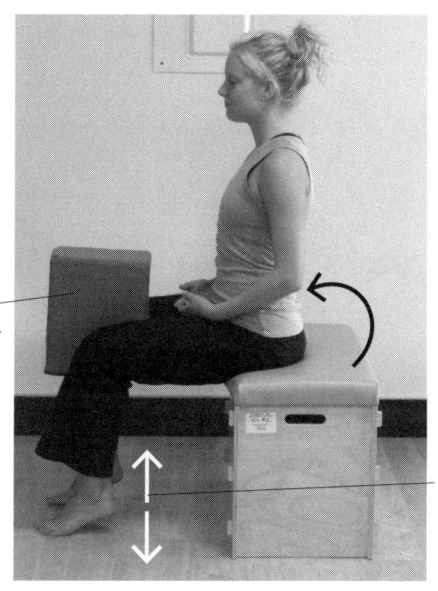

両ひざの間に
クッションをはさみ
押し続ける

足先を床につけたまま、
両足のかかとを
ゆっくり
上げたり下げたりする

《E-サイズのポイント》
◎ ももと足の付け根の筋肉を活性化させるために、非常にゆっくりとソフトに、かかとの上げ下げを行う。

❸【仰向けそっと足上げ】

E-サイズ名：フックライイング・アイソレイテド・ヒップ・フレクサー・リフツ
(Hooklying Isolated Hip Flexor Lifts)

E-サイズのやり方
①タオルを巻いて、7〜10センチくらいの太さにしたものを2本用意する。
②仰向けに寝て、両ひざを立て、写真のように、2本のタオルを首と腰の下の隙間に入れる（タオルで首や腰を支えるが、首や腰が床から持ち上がらないように注意）。
③ひざと足を股関節の幅で開き、両足の第2と第3の指の間とかかとを結んだ線を左右平行にする。
④両腕は手の平を上にして、体から45度離して伸ばす。
⑤右足のかかとを上げ、親指の付け根にある膨らんだ部分（拇指球）で足を支える。
⑥この姿勢のまま、左足を10〜15センチぐらい上げてから、下ろす。
⑦このとき、肩、腰、足先が一直線上になるように意識する。
⑧これを繰り返し、10回を3セット行う。
⑨足を代えて、同じように繰り返す。

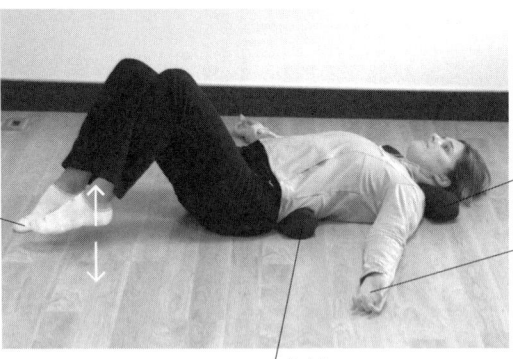

右足の
かかとを上げ
親指の付け根の
膨らんだ部分で
支える

タオル

手の平を
上にして
体から45度
離して伸ばす

タオル

《E-サイズのポイント》
◎足を上げ下げするときは、腹筋やももの筋肉を使うのではなく、股関節の前の筋肉（股関節屈筋）を使うように意識する。
◎上げ下げする足全体が常に床と平行になっているように、注意して動かす。

ひざのためのE-サイズ

❹【片足のせタオルでストレッチ】
E-サイズ名：スーパイン・グローイン・ウィズ・タオルズ
(Supine Groin with Towels)

E-サイズのやり方
①足をのせるための椅子か大きな台と、足首を支えるための台などを用意する。
②タオルを巻いて、7～10センチくらいの太さにしたものを、2本用意する。
③仰向けに寝て、写真のように、2本のタオルを首と腰の下の隙間に入れる（タオルで首や腰を支えるが、首や腰が床から持ち上がらないように注意）。
④このとき、腰に入れるタオルは、体の幅より長いものにし、ずれないように注意する。
⑤また、左右の足の位置は両股関節と同じ幅で、その直線上に体が曲がらずにしっかりとあるか確認する。
⑥両腕は手の平を上にして、体から45度離して伸ばす。
⑦椅子か台などの上に片足を90度に曲げてのせる。
⑧反対の足はまっすぐ床に伸ばし、足先が外側に向かないように、台などで足の外側を押える。
⑨下記の〈もものテスト〉をして、伸ばした足が完全にリラックスするまでこの姿勢を続け、それから反対の足に移る（最初のうちは、足の付け根の筋肉の緊張が解けるまでに、片足で45分～60分かかる人もいる）。

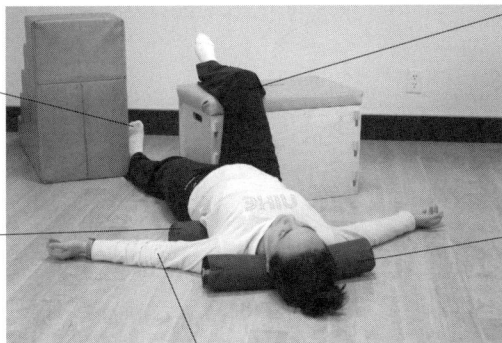

- 片足を90度に曲げてのせる
- 反対の足はまっすぐ伸ばし足先が外側に向かないように台などで支える
- 腰の下にタオル
- 首の下にタオル
- 両腕は手の平を上にして体から45度離して伸ばす

〈もものテスト〉
　それぞれの足を伸ばすために必要な時間を確認する、リラックス度をチェックする方法があります。それはもものテストです。まず、伸ばしたほうの足のももに力を入れてみてください。最初は、ひざのあたりに力が入りますが、その後、3～5分おきにテストを続けると、力が入る場所が上のほうに移るのがわかります。そして、ももの一番上に力が入ったとき、足が完全にリラックスしたことになるので足を代えてください。このテストは、一時的に力を入れるだけなので、長く力を入れ続けないようにしてください。

ひざのためのE-サイズ

■ひざが外側に曲がっている場合（O脚）〔P67右図参照〕
　X脚とは逆の状態で、今度は骨盤帯の筋肉が硬すぎて、骨盤が前のほうへ傾く、いわゆる前屈の状態です。この状態になると、大腿骨はいつも外側へ曲がらなくてはならない状況を強いられ、容易に痛みが発生する原因となります。

❶【両足のせリラックス】
E-サイズ名：スタティック・バック
(Static Back)

E-サイズのやり方
①足をのせるための椅子か大きな台を用意する。
②仰向けになり、椅子か台の上に、両足を90度に曲がるようにのせる（90度の角度にならない場合は、椅子や台の上にタオルや座布団などを置いて、足の高さを調節する）。
③ひざと足を股関節の幅に開く。
④両腕は手の平を上にして、体から45度離して伸ばす。
⑤上半身をリラックスさせ、腰が左右平らになるようにする。
⑥腹式呼吸を行いながら、この姿勢を5〜10分保つ。

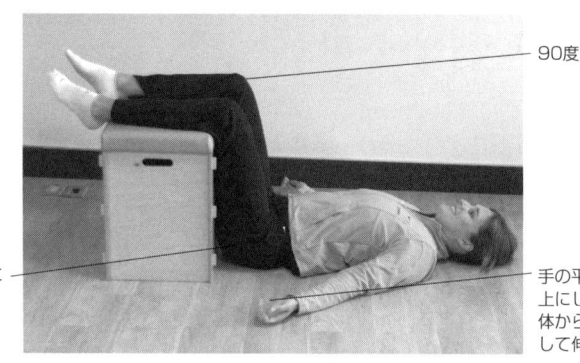

90度
腰が左右平らになるように
手の平を上にして両腕を体から45度離して伸ばす

《E-サイズのポイント》
◎お腹の上にティッシュペーパーを広げて置くか、おもりをのせると、腹式呼吸ができているかどうかを確認できる。

ひざのためのE-サイズ

❷【座ってクッション】
E-サイズ名：シッティング・ニー・ピロー・スクイーズィズ
(Sitting Knee Pillow Squeezes)

E-サイズのやり方
①椅子と厚さ15センチくらいのクッションを用意する。
②椅子の半分くらいの位置に腰をかける。
③下腹を前に押し出し、お尻を後ろに突き出すようにして腰にカーブを作る。
④ひざと足を股関節の幅に開き、両足の第2と第3の指の間とかかとを結んだ線を左右平行にする。
⑤両肩を後ろに引き、両ひざ、両足が両股関節の直線上に並んでいることを確認する。
⑥両ひざの間にクッションをはさむ。
⑦ももの内側の筋肉を使って、ひざにはさんだクッションをゆっくりと押したり、ゆるめたりする。
⑧これを繰り返し、10回を4セット行う。

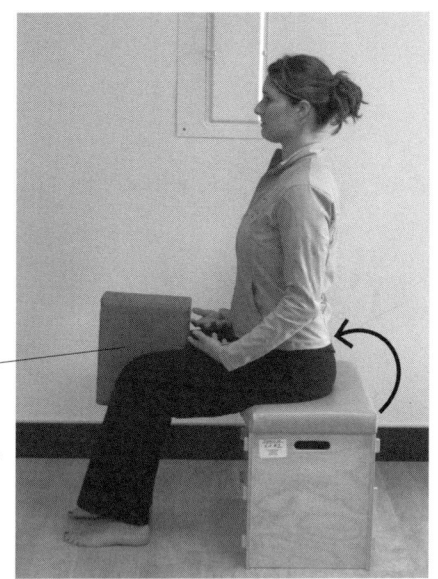

両ひざの間にはさんだクッションを押したりゆるめたりする

《E-サイズのポイント》
◎上半身をリラックスさせ、腰のカーブを保ち、上記④の足先の向きに注意する。

ひざのためのE-サイズ

❸【直角床座り】
E-サイズ名：シッティング・フロア
（Sitting Floor）

E-サイズのやり方
①背中を壁につけて床に座る。
②両足を股関節の幅に開いて、まっすぐ前に伸ばす。
③両方の肩甲骨を背中の中心に寄せるようにする（写真左）。このときに、肩が上がらないように注意。まず、肩甲骨を寄せてから、肩を下げるとよい。
④ももに力を入れ、ひざの裏をよく伸ばし、足先を自分のほうに引く（写真右）。アキレス腱とふくらはぎが伸びるのを感じる。
⑤腕は両側にたらすか、手の平を上に向け、ももの上に置いてリラックスさせる。
⑥この姿勢を、4～6分保つ。

背中を壁につけて座る

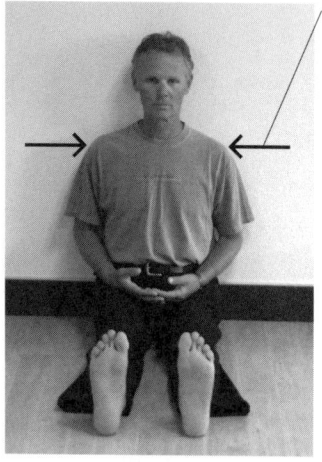

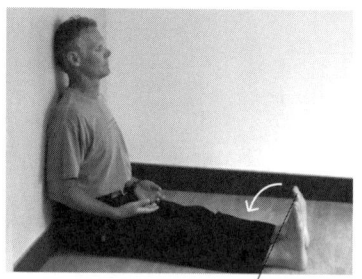

両方の肩甲骨を背中の中心に寄せるようにする

両足を股関節の幅に開いてまっすぐ前に伸ばす

足先を自分のほうに引く

コラム ひざ装具は別な問題を生む引き金

ひざ装具（サポーター）は、ひざの動きを制限し、筋肉や関節の自然な動きを妨げるため、長い目でみると、有害なので使わないほうがよいでしょう。ひざ装具は、関節と骨との本来の理想的な関係を変えてしまいます。たとえば、ひざ装具をつけたために、大腿骨と股関節の動きのパターンが変化して、腰や背中の問題につながることもあります。ひざ装具をつけると、ひざが安定したような気になりますが、それはひざが固定されて動かないからです。人間の関節は、動かさなければ、ますます動かなくなってしまうことを忘れないでください。

ひざのためのE-サイズ

❹【片足のせ階段ストレッチ】
E-サイズ名：スーパイン・グローイン・プログレッシヴ
(Supine Groin Progressive)

E-サイズのやり方
① 椅子か大きな台と、小さな台や本を数冊など、高さを調節できるものを用意する。
② 仰向けになり、右足が90度に曲がるように、椅子や台などの上にのせる。
③ 左足は、まっすぐに伸ばし、台や重ねた本などで、まず最初は60センチぐらいの高さにして、かかとをのせる。このとき、伸ばしている左足は、足先が外に向かないように、足の外側に何かを置いて支える。
④ また、左右の足の位置は両股関節と同じ幅で、その直線上に体が曲がらずに、しっかりとあるか確認する。
⑤ 両腕は手の平を上にして、体から45度離して伸ばす。
⑥ 足をのせたら、リラックスして、背中が自然に平らになるまで最低5分ほど待つ。
⑦ 次に、左足の台を15〜20センチくらい低くして同じように行う（写真左）。
⑧ さらに、左足の台を15〜20センチくらい低くして同じように行う。
⑨ 最後は床に左足を伸ばして同じように行う（写真右）。
⑩ 次に、足を代えて、同じように行う。

椅子か台に片足が90度に曲がるようにのせる

手の平を上にして体から45度離して伸ばす

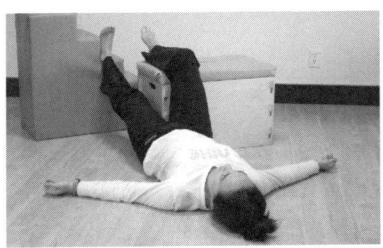

左足はまっすぐに伸ばし、かかとをのせる
足先が外に向かないように何かを置いて支える

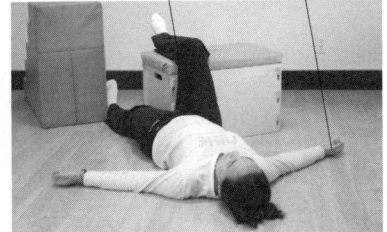

反対の足はまっすぐ伸ばし、足先が外に向かないように台などで支える

《E-サイズのポイント》
◎⑥〜⑨の異なる高さでそれぞれ目安の5分後に、〈もものテスト〉をして、伸ばした足がまだリラックスしていない場合、もう少し続ける。

〈もものテスト〉
それぞれの足を伸ばすために必要な時間を確認する、リラックス度をチェックする方法があります。それはもものテストです。まず、伸ばしたほうの足のももに力を入れてみてください。最初は、ひざのあたりに力が入りますが、その後、3〜5分おきにテストを続けると、力が入る場所が上のほうに移るのがわかります。そして、ももの一番上に力が入ったとき、足が完全にリラックスしたことになるので足を代えてください。このテストは、一時的に力を入れるだけなので、長く力を入れ続けないようにしてください。

第3章◎自分で行う痛み解消メソッド

4 股関節の痛みを取り去る

◆骨盤と股関節の役割

　骨盤は、人間の上半身と下半身を体の真ん中でしっかりとつなぎ、バランスをとりながら、腹部と骨盤内にある大切な臓器を守っています。そのため、人間にとってはもう1つの"脳"といってもいいくらい大変重要なものです。

　その骨盤の中でも股関節は、要（かなめ）となる場所で、股関節のくぼみの中に大腿骨の頭（大腿骨頭（だいたいこっとう））が入ることで、体の上部と足をつないでいます。股関節は、筋肉と骨格のバランスを保つうえで、中心的な役割を果しているので、ここに問題が起きると、頭から足先までの全身に強く影響を及ぼします。非常に大切な関節なのですが、ほとんどの人はそのことを理解していません。

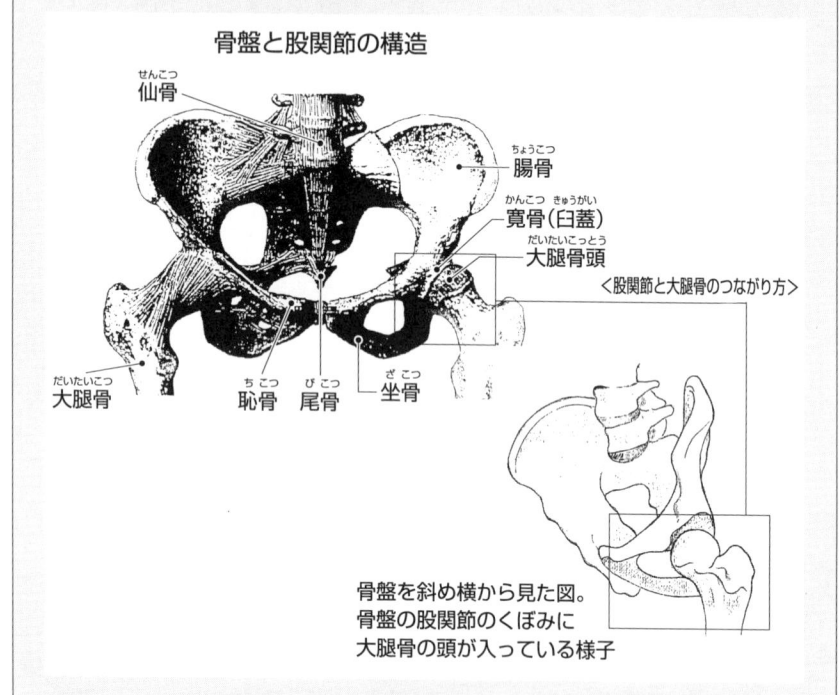

骨盤と股関節の構造

仙骨（せんこつ）
腸骨（ちょうこつ）
寛骨（かんこつ）（臼蓋（きゅうがい））
大腿骨頭（だいたいこっとう）
大腿骨（だいたいこつ）
恥骨（ちこつ）
尾骨（びこつ）
坐骨（ざこつ）

〈股関節と大腿骨のつながり方〉

骨盤を斜め横から見た図。
骨盤の股関節のくぼみに
大腿骨の頭が入っている様子

◆股関節に起きる関節炎とその原因

　最近、股関節の痛みを訴える人が増えてきました。通常、医者は股関節のくぼみに入っている大腿骨の頭のあたりを診察し、はれがあったり、軟骨に問題があれば、関節炎と診断を下します。

股関節のくぼみにはまっている大腿骨の頭と、それを受ける股関節の内側は、軟骨でおおわれています。その軟骨は、滑膜（かつまく）という細胞膜から、潤滑剤として働く滑液（かつえき）を分泌して関節を守っています。関節炎とは、股関節に普段とは違うまさつや刺激が加わり、滑膜が炎症を起こして、この滑液が増え、外から見るとはれたようになることなのです。

　滑液が多く分泌される理由は、肩、ひざ、足首の関節と、股関節との正しい配列がくずれ、股関節とのバランスを失った大腿骨の頭の部分が、今までにない回転をして、股関節の内側にぶつかって、軟骨がすり減ってしまうのを防ぐためです。これは関節を守るために、体が行う自然な反応ですから、病気でもなく、年齢にもまったく関係ありません。

　ただし、股関節がアンバランスなままの状態で歩くと、正常に機能しているときの10〜20倍もの力が股関節にかかり、それは体重の約3倍にもなるといわれています。体重70キロの人ならば、歩くたびに210キロもの重さの衝撃が股関節に加わっていることになるのです。

　このように、何年にもわたって関節がこすられると、軟骨は削り取られ、ほとんどクッションがなくなります。そのため、そこに圧力が集中し、より大きなダメージを受けて、激しく痛み、関節を自由に動かせなくなってしまうのです。また、削られた軟骨のかけらが、関節の動きまでを妨害しはじめてしまいます。

◆**現代医学の対処法とエゴスキューの考え方**
　現代医学では、関節炎は原因不明で治らないとされています。痛みを止めるためには、軟骨が減ってしまった股関節の取り換え（股関節置換術）をするしかないと手術を勧められます。この手術では、大腿骨の頭を削ってセラミックや金属、プラスチックでできた新しい球関節を入れますが、手術に5〜6時間、その後リハビリテーションに何カ月もかかります。

　また10年ごとに再手術をして関節を取り換えなければなりません。人工関節には、股関節の動きをスムーズにする潤滑剤としての滑液もなく、軟骨組織も神経もありません。感覚がなくなるので、手術前よりも股関節がしっかりとした感じがします。

　しかし、人工関節の手術をしても、筋肉や骨格が今までと同じようにアンバランスのままでは、最初は痛みがなくても、いずれ痛みはほかの関節にでてきます。すると医者は、関節炎が広がった、使いすぎ、または加齢が原因だというでしょう。さらに、股関節の周囲の筋肉の痛みも、以前より悪化してしまいます。

　手術後、体を動かさないようにすることで、10年後の再手術を先延ばしにしようとする人もいますが、第1章で詳しく説明したように、人間の体は本来「動くためのマシーン」なので、動かなければ、体の全体機能が低下していくだけではなく、呼吸器系、神経系、消化器系、循環器系などの働きもすべて落ちていきます。

ここで、股関節置換手術を受ける予定だったショーンの体験を紹介しましょう。

　彼は、右の股関節がひどく痛むので、人工股関節の手術を受ける予定でした。しかし、私が左右の股関節のレントゲン写真をよく見比べるように話したところ、彼は、痛む右の股関節よりも、痛みのない左の股関節の軟骨のほうが大きく削れていることを発見しました。つまり、彼の右の股関節の痛みは、医者が言ったように、軟骨組織を失って骨と骨が直接ぶつかっているために起きているものではなかったのです。

　ショーンの姿勢を見ると、左の股関節が回転し、右の股関節と肩が上がっていました。彼は長い間、左足ばかりを使う癖があったため、左右がアンバランスに働きはじめていたのです。そして、左側が不安定になるにつれて、歩くときは右側に依存するようになったのです。そのせいで、右の股関節がより傾き、大腿骨の頭がますます回転して、軟骨をどんどんすり減らしてしまっていたのです。そして、ますます削られて悪化していく左側の股関節をかばおうと、無意識のうちに、体の右側を使ってしまい、右の股関節にも痛みがでてきたのです。

　ショーンの股関節は歪んでバランスを失い、軟骨は傷ついていますが、再生できないことはありません。第1章で説明したように、骨は、筋肉が命令したことだけを行うので、E-サイズで体の筋肉を再教育し、股関節を元の正しい位置に戻してやればいいのです。筋肉に本来の正しい動きを思い出させれば、軟骨がえぐれてしまうほどの圧力はとれ、筋肉と骨格がバランスを取り戻し、関節が正常に働きはじめて、痛みも消えます。

　一般的には、軟骨がなくなると元には戻らないと考えられていますが、これは間違いです。体の組織のなかで、軟骨の組織だけがどうして再生できないことがあるのでしょうか。スウェーデンの実験で、健全な状態では、軟骨もほかの組織のように再生、成長できることが証明されています。さらに、スポーツ医学の臨床医は、適切なトレーニングをすれば、軟骨の密度や衝撃を吸収する能力が増すことも認めています。

　もし、股関節の痛みを感じたら、一番簡単な解決法、次ページのE-サイズをまず試してください。そして、体にどんな変化が起きるのかを、楽しみにしてください。

コラム　もう遅い？手術してしまった人へ

　手術をしてしまったといっても、遅すぎることはありません。股関節置換手術を受け、手術後の理学療法を終えた人にも、この項のE-サイズはとても有効です。おそらく、あなたの股関節は、筋肉と骨格のバランスがくずれ、歪みで正常に働かなくなったのが原因で「悪く」なっただけなのです。ですから、ほかの問題が起きる前に早急に、股関節、肩、ひざ、足首の関節を正しい位置に戻してください。体の根本を改善するのですから、今からでもまったく遅くありません。そうしないと、また、あなたの医者は、もう1つの股関節、あるいはひざ関節を人工関節に取り換えるように言い出しますよ。

股関節の痛みのためのE-サイズ

　腰、もも、お尻、また足の付け根（鼠蹊部）の痛みの多くは、股関節からきています。以下に、股関節の位置を整えるE-サイズを紹介します。この4つのE-サイズの1つ1つが、痛みを軽減し、股関節のバランスをとります。

- 行う回数＆時間：毎朝1回。このメニューにある「❹片足のせストレッチ（スーパイン・グロイン・ストレッチ）」というE-サイズは、人により相当の時間がかかります。ひどい痛みには、片足につき45分～1時間、軽い痛みには、15～20分行います。
- 行う期間：痛みが軽くなったと感じる状態が24時間以上続くまで、毎日行います。痛みがなくなっても、1週間はこのメニューを続け、その後、全体調整のメニュー（P198）に変更します。

❶【壁で腰90度】
E-サイズ名：カウンター・ストレッチ
(Counter Stretch)

E-サイズのやり方

① 両腕を壁につけたときに、腰が90度に曲がるぐらいの位置に立つ。
② 足を股関節の幅に開いて、両足の第2と第3の指の間とかかとを結んだ線を左右平行にする。
③ 壁に両手をつき、両腕を耳の脇につけてまっすぐに伸ばして、その間に顔を入れる。
④ 股関節が左右対称になるように、腰を90度に折り曲げる。
⑤ そのままの姿勢を、30秒～1分保つ。

（写真：壁に両手をつき 両腕を耳の脇につけて まっすぐに伸ばし その間に顔を入れる／腰を90度に折り曲げる）

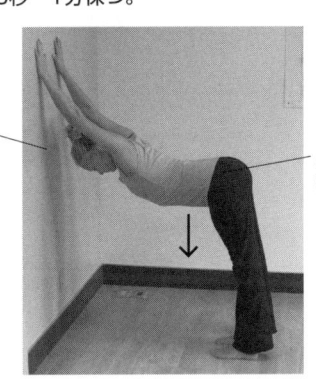

《E-サイズのポイント》
◎おへそを床につける感じで、腰から背中にかけてカーブを作ることが重要。
◎ひじを曲げないように注意する。

❷【直角床座り】

E-サイズ名：シッティング・フロア
(Sitting Floor)

E-サイズのやり方

① 背中を壁につけて床に座る。
② 両足を股関節の幅に開いて、まっすぐ前に伸ばす。
③ 両方の肩甲骨を背中の中心に寄せるようにする（写真左）。このときに、肩が上がらないように注意。まず、肩甲骨を寄せてから、肩を下げるとよい。
④ ももに力を入れ、ひざの裏をよく伸ばし、足先を自分のほうに引く（写真右）。アキレス腱とふくらはぎが伸びるのを感じる。
⑤ 腕は両側にたらすか、手の平を上に向け、ももの上に置いてリラックスさせる。
⑥ この姿勢を、4～6分保つ。

背中を壁につけて座る

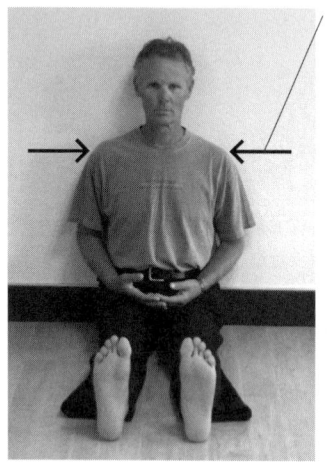

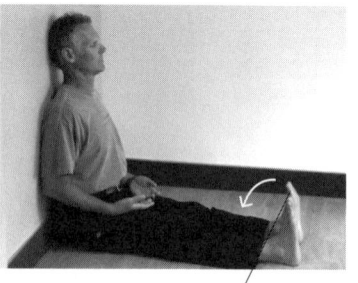

両方の肩甲骨を背中の中心に寄せるようにする

両足を股関節の幅に開いてまっすぐ前に伸ばす

足先を自分のほうに引く

股関節の痛みのためのE-サイズ

❸【両足のせリラックス】
E-サイズ名：スタティック・バック
(Static Back)

■ E-サイズのやり方
①足をのせるための椅子か大きな台を用意する。
②仰向けになり、椅子か台の上に、両足を90度に曲がるようにのせる（90度の角度にならない場合は、椅子や台の上にタオルや座布団などを置いて、足の高さを調節する）。
③ひざと足を股関節の幅に開く。
④両腕は手の平を上にして、体から45度離して伸ばす。
⑤上半身をリラックスさせ、腰が左右平らになるようにする。
⑥腹式呼吸を行いながら、この姿勢を5〜10分保つ。

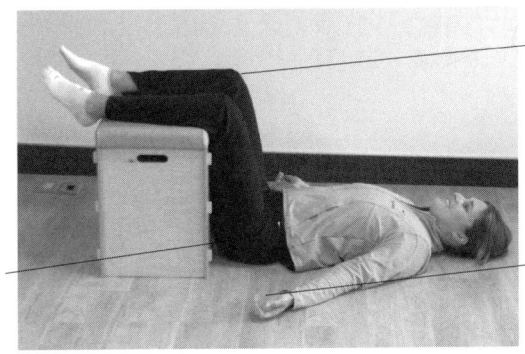

90度

腰が左右平らに
なるように

手の平を
上にして両腕を
体から45度離
して伸ばす

《E-サイズのポイント》
◎お腹の上にティッシュペーパーを広げて置くか、おもりをのせると、腹式呼吸ができているかどうかを確認できる。

❹【片足のせストレッチ】

E-サイズ名：スーパイン・グローイン・ストレッチ
(Supine Groin Stretch)

E-サイズのやり方

①足をのせるための椅子か大きな台と、足首を支えるための台などを用意する。
②仰向けになり、椅子か台の上に、片足が90度に曲がるようにのせる。
③反対側の足は、床にまっすぐ伸ばし、足先が外側に向かないように、台などを置いて支える。
④このとき、左右の足の位置は両股関節と同じ幅で、その直線上に体が曲がらずにしっかりとあるか確認する。
⑤両腕は手の平を上にして、体から45度離して伸ばす。
⑥上半身をリラックスさせ、腰のところがしだいに床に平らにつくことに意識を向ける。
⑦この姿勢で最低10分間、リラックスした状態を保つ。（10分やっても足がリラックスしない場合、下記の〈もものテスト〉をしてみて、足が完全にリラックスするまで続ける）
⑧次に、足を代えて、同じように行う。

椅子か台に片足が
90度に曲がるようにのせる

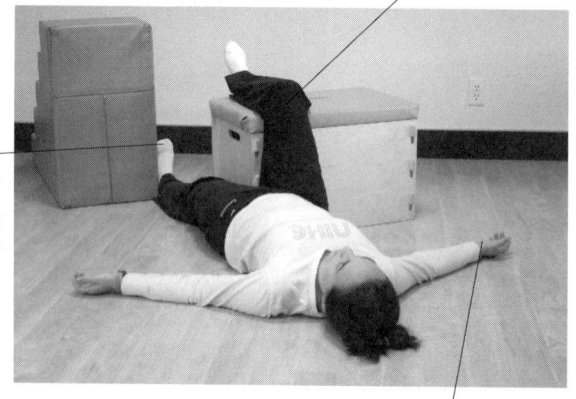

反対の足は
まっすぐ伸ばし
足先が外側に
向かないように
台などで支える

手の平を上にして
体から45度離して伸ばす

〈もものテスト〉

　それぞれの足を伸ばすために必要な時間を確認する、リラックス度をチェックする方法があります。それはもものテストです。まず、伸ばしたほうの足のももに力を入れてみてください。最初は、ひざのあたりに力が入りますが、その後、3〜5分おきにテストを続けると、力が入る場所が上のほうに移るのがわかります。そして、ももの一番上に力が入ったとき、足が完全にリラックスしたことになるので、足を代えてください。このテストは、一時的に力を入れるだけなので、長く力を入れ続けないようにしてください。

5　背中と腰の痛みを取り去る

◆背骨の構造と役割
　背骨は、24個の椎骨(ついこつ)が積み重なって成り立ち、中には脊髄が通っています。もし背骨の周りに筋肉がなければ、ネックレスのように柔らかく動く、ただの骨の柱であり、それ自体は頑丈なものではありません。

　人間が生まれたときの背骨は、全体が丸まった"C"の形をしていますが、頭を起こして座り、立つことができるようになるにつれ、筋肉が発達していくと、形が変わっていきます。首のところには、頚椎(けいつい)という体の前側に向かうカーブが、胸のあたりには、胸椎(きょうつい)という後ろ側に向かうカーブが、そして腰のところには、腰椎(ようつい)という前側に向かうカーブができ、背骨全体としては"S"の形になっていきます。人間が直立し、内臓と重い頭を支え、さらに歩いたり走ったりできるのは、この背骨のS字カーブとそれを支えている強い筋肉があるからなのです。

◆背骨に関係している痛みとその原因
　背骨はいわば、重力に逆らって動く人間の体を支える、強く柔軟な支柱のようなものです。しかし、この背骨を支えている筋肉が弱くなると、どうなるでしょう？　筋肉は、指示がなくては動かないので、外からの刺激がなくなるにつれ、衰え機能しなくなります。すると、背骨のS字カーブは平らになり、ついには前に曲がり、"C"の形に近づいてしまいます。

　筋肉が正しく働かず、背骨が健全なS字カーブを失いはじめると、腰痛や神経痛など、痛みを伴うさまざまな症状が現れます。腰痛を起こす最たるものが、椎間板ヘルニアですが、そのほかにも、背骨が歪むために、脊髄から枝分かれした神経が背骨から出ていく場所で圧迫され、痛みが起こる、坐骨神経痛などがあります。また、背骨の柔軟性や、物を持ち上げる力、ショックを吸収する能力なども失われるので、その負担が体のほかの筋肉にかかり、体の歪みと痛みはあちらこちらに広がっていきます。

　このように、外傷などを除き、腰痛はほとんどの場合、背骨のS字カーブを保つ筋肉が正しく機能しないために起きます。つまり、その本来の働きをしていない筋肉と背骨を元に戻せば、痛みは消えるのです。

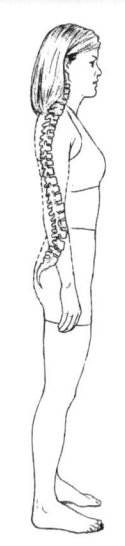

背骨のS字カーブ

◆椎間板ヘルニア

　ここで、椎間板ヘルニアについて、考えてみましょう。腰痛を訴えてエゴスキュー・クリニックに来る人に一番多いのが、椎間板ヘルニアです。

　彼らは、レントゲン写真を持ってきて、椎間板（脊椎の間でクッションの役割をしている粘りのある組織）が骨によって押し出され、神経に当たっているのを見せてくれます。椎間板は圧迫されて風船のように膨らんでいたり、中身が押し出されたクリームパンのように中で裂けてはみ出していたりします。

　レントゲン写真を見て、私が「ヘルニアを起こしていますね」と言うと、ほとんどの人が、「医者は、神経を圧迫している部分を手術で取り除くよう勧めるのです」と答えます。

　私はうなずいてから、「人間の体にはなにひとつムダはありません。本来、あなたの体は、椎間板全部が必要なのではないですか？」と尋ねると、
「でも、神経を圧迫しています」との返答。

　そこで、私は「では、どうして神経を圧迫するようになったのでしょう？」と質問します。

　すると、このレントゲン写真を見せてもらう前に、私は体の仕組みについて説明しているので、ほとんどの人はこう答えます。

「筋肉のせいですね」

　私、「そのとおりです。筋肉は、またそれを元にも戻せるのです」

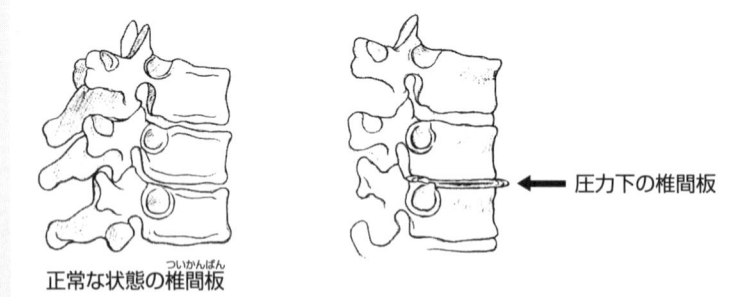

正常な状態の椎間板　　　　　　← 圧力下の椎間板

腰痛、椎間板ヘルニアのためのE-サイズ

- 行う回数&時間：毎朝1回。約20分。
- 行う期間：痛みが軽くなったと感じる状態が、2日以上続くまで、毎日行います。その後、10日間このメニューを続けてから、全体調整のメニュー（P198）に変更します。もし、丸1日続いていた痛みが、1〜2時間でも軽くなったら、それはよくなっている証拠です。体にあまり変化を感じなくなったら、各E-サイズの回数を増やしてください。

❶【座ってクッション】
E-サイズ名：シッティング・ニー・ピロー・スクイーズィズ
(Sitting Knee Pillow Squeezes)

E-サイズのやり方
①椅子と厚さ15センチくらいのクッションを用意する。
②椅子の半分くらいの位置に腰をかける。
③下腹を前に押し出し、お尻を後ろに突き出すようにして腰にカーブを作る。
④ひざと足を股関節の幅に開き、両足の第2と第3の指の間とかかとを結んだ線を左右平行にする。
⑤両肩を後ろに引き、両ひざ、両足が両股関節の直線上に並んでいることを確認する。
⑥両ひざの間にクッションをはさむ。
⑦ももの内側の筋肉を使って、ひざにはさんだクッションをゆっくりと押したり、ゆるめたりする。
⑧これを繰り返し、15回を3セット行う。

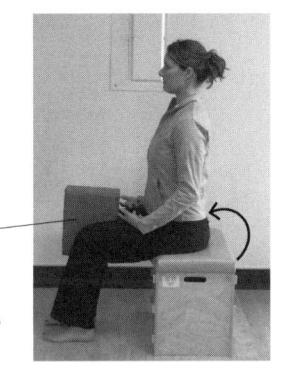

両ひざの間にはさんだクッションを押したりゆるめたりする

《E-サイズのポイント》
◎上半身をリラックスさせ、腰のカーブを保ち、上記④の足先の向きに注意する。

❷【両足のせひざクッション】
E-サイズ名：スタティック・バック・ニー・ピロー・スクイーズィズ
(Static Back Knee Pillow Squeezes)

E-サイズのやり方
①足をのせるための椅子か大きな台と、15センチくらいの厚さのクッションを用意する。
②仰向けになり、椅子か台の上に、両足が90度に曲がるようにのせる（90度の角度にならない場合は、椅子や台の上にタオルや座布団などを置いて、足の高さを調節する）。
③ひざと足を股関節の幅で開く。
④ひざの間にクッションをはさむ。
⑤両腕は手の平を上にして、体から45度離して伸ばす。
⑥ももの内側の筋肉を使って、ゆっくりとクッションを両側から押したり、ゆるめたりする。
⑦腹筋を使わないように注意して、15回を3セット行う。

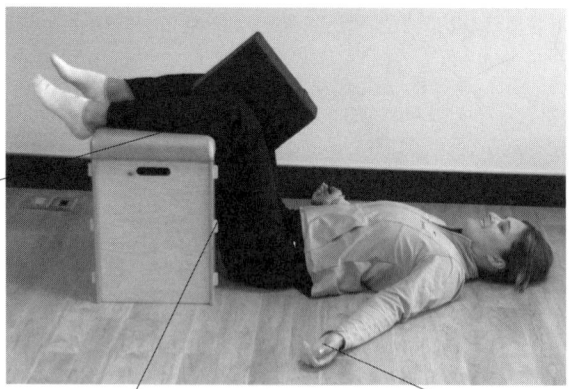

足が90度に
曲がるように
のせる

両ひざにクッションをはさむ
ゆっくりとクッションを両側から
押したりゆるめたりする

手の平を上にして腕は
体から45度離して伸ばす

腰痛、椎間板ヘルニアのための E-サイズ

❸【うつぶせクッション】
E-サイズ名：モディファイド・フロア・ブロック
（Modified Floor Block）

E-サイズのやり方
①15センチぐらいの高さのクッションか台などを、2つ用意する。
②うつ伏せになって額を床につけ、横に伸ばした両腕を90度に曲げて、ひじから先をクッションの上にのせる。
③両足を股関節の幅に開いて伸ばし、左右の足の親指同士を合わせるように内股に向ける。
④腰を前に傾けて、お腹と胸を床につける。
⑤腕はクッションに押しつけないように軽くのせ、お尻と上半身の力を抜いて、呼吸する。
⑥この姿勢を、6分保つ。

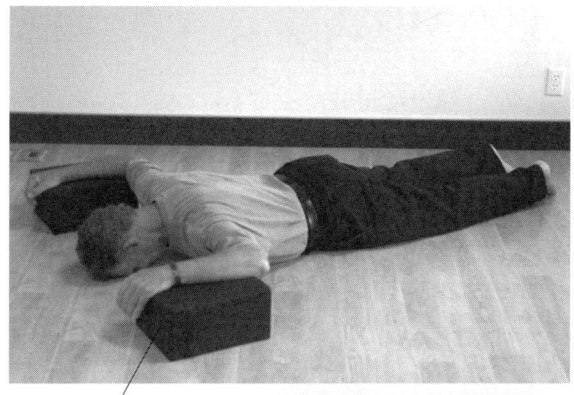

15センチぐらいのクッションか台を2つ
腕を90度に曲げて
ひじから先を上にのせる
お腹と胸を床につける

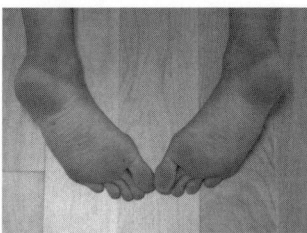

足の親指同士を合わせる

腰痛、椎間板ヘルニアのためのE-サイズ

❹【股関節回転矯正床ストレッチ】
E-サイズ名：スタティック・エクステンション・ポジション
(Static Extension Position)

E-サイズのやり方
①腕を肩幅に開き、四つんばいになる。
②このとき、床についた手首の真上に肩がくるようにする。
③足を股関節の幅に開き、両手を手の平分ぐらい（10～15センチ）前に進ませ、腰の位置をひざよりも10～15センチくらい前にくるようにする。
④肩甲骨を寄せ、ひじをまっすぐに伸ばし、手首の真上に肩がくるように注意。
⑤お尻を突き出すようにして腰にカーブを作り、頭を下げる。
⑥この姿勢を、1分保つ。

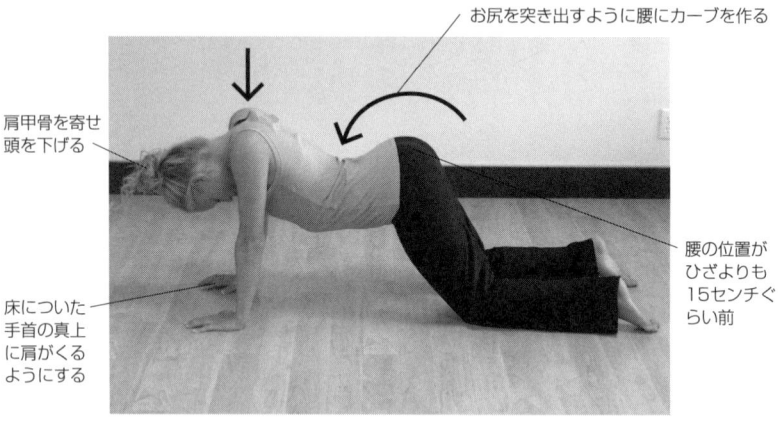

お尻を突き出すように腰にカーブを作る

肩甲骨を寄せ
頭を下げる

腰の位置が
ひざよりも
15センチぐ
らい前

床についた
手首の真上
に肩がくる
ようにする

　この姿勢でヘルニアが悪化することはありません。一般的に前かがみの姿勢を続けることは、椎間板ヘルニアを引き起こしますが、このE-サイズは前側に"C"の形に曲がった背骨を伸ばし、椎間板にかかった圧力を和らげるのに役立ちます。

腰痛、椎間板ヘルニアのためのE-サイズ

❺【空気イス】
E-サイズ名：エア・ベンチ
(Air Bench)

E-サイズのやり方
①背中を壁につけて立ち、股関節の幅で足を開く。
②両足の第2と第3の指の間とかかとを結んだ線を左右平行にする。
③お尻を壁につけたまま、足を前に出しながら、少しずつ腰を落としていく。
④椅子に座った格好になったら、かかとに体重をかけて、そのままの姿勢を1～2分保つ。
⑤このとき、ひざが足先でなく、かかとの真上にくるようにする。肩と腰を壁にぴったりとくっつけることが重要。
⑥このE-サイズのあとは、1分歩き回って体をリラックスさせる。

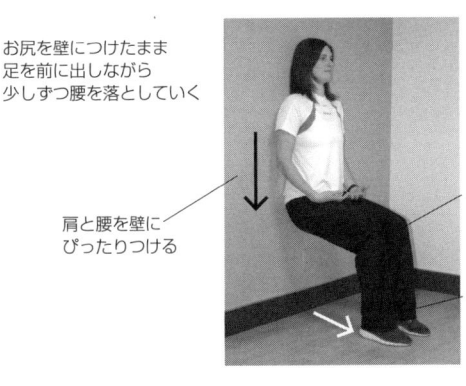

お尻を壁につけたまま
足を前に出しながら
少しずつ腰を落としていく

肩と腰を壁に
ぴったりつける

ひざがかかとの
真上にくるように

かかとに体重をかけて
そのまま保つ

《E-サイズのポイント》
◎ひざが痛む場合は、少し腰の位置を上げ、ひざにかかる重さを減らす。
◎2分がきつい場合は、数秒からはじめて、まずは1分ぐらいを目標にする。

* * * * * * * * * * * * * * * *

　ここまでのメニューを約1週間続けて、痛みがとれてきたら、次のE-サイズを追加してください。

* * * * * * * * * * * * * * * *

腰痛、椎間板ヘルニアのためのE-サイズ

❻【両足のせリラックス】
E-サイズ名：スタティック・バック
（Static Back）

E-サイズのやり方
①足をのせるための椅子か大きな台を用意する。
②仰向けになり、椅子か台の上に、両足を90度に曲がるようにのせる（90度の角度にならない場合は、椅子や台の上にタオルや座布団などを置いて、足の高さを調節する）。
③ひざと足を股関節の幅に開く。
④両腕は手の平を上にして、体から45度離して伸ばす。
⑤上半身をリラックスさせ、腰が左右平らになるようにする。
⑥腹式呼吸を行いながら、この姿勢を5～10分保つ。

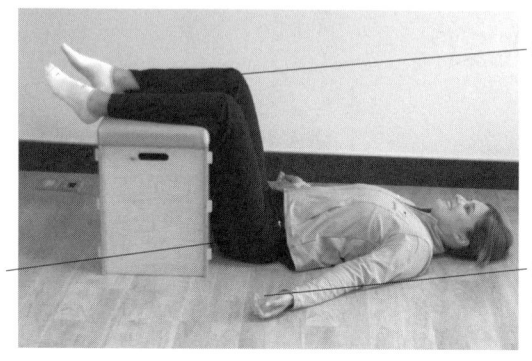

90度

腰が左右平らになるように

手の平を上にして両腕を体から45度離して伸ばす

《E-サイズのポイント》
◎お腹の上にティッシュペーパーを広げて置くか、おもりをのせると、腹式呼吸ができているかどうかを確認できる。

　この姿勢はやりすぎないように注意してください。1時間以上やると逆効果になってしまいます。重力が歪んだ背骨を頭から腰までまっすぐに伸ばしてくれますが、立って体に垂直に重さをかけることも必要なので、体を長時間動かさないのはかえって体によくないからです。

❼【片足のせストレッチ】
E-サイズ名：スーパイン・グローイン・ストレッチ
(Supine Groin Stretch)

E-サイズのやり方
①足をのせるための椅子か大きな台と、足首を支えるための台などを用意する。
②仰向けになり、椅子か台の上に、片足が90度に曲がるようにのせる。
③反対側の足は、床にまっすぐ伸ばし、足先が外側に向かないように、台などを置いて支える。
④このとき、それぞれの足が両股関節と同じ幅で、その直線上に体がしっかりとあるか確認する。
⑤両腕は手の平を上にして、体から45度離して伸ばす。
⑥上半身をリラックスさせ、腰のところがしだいに床に平らにつくことに意識を向ける。
⑦この姿勢で最低10分間、リラックスした状態を保つ。P60の〈もものテスト〉を参照し、必要ならば長く続ける。短いと効果がでない。
⑧次に、足を代えて、同じように行う。

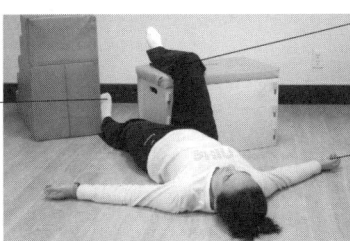

反対の足はまっすぐ伸ばし足先が外側に向かないように台などで支える

椅子か台に片足が90度に曲がるようにのせる

手の平を上にして体から45度離して伸ばす

❽【空気イス】エア・ベンチ　第2セット
P89．【空気イス】を再度行います。

****

　それでも痛みが引かないときは、最初の5種のE-サイズをやめて、最後の3種の❻「両足のせリラックス」、❼「片足のせストレッチ」、❽「空気イス」のみを行ってください。

　痛みがなくならないということは、股関節がかなり回転していることを示しています。ですから、まず回転をとることからはじめるため、この回転をとるのに非常に有効な3種を約1週間続けたのち、最初の5種のE-サイズを2～3日ごとに1つずつ追加していってください。

****

◆背中上部の痛みやコリ

　現代では多くの人が、背中の上部（胸椎）と肩を前に曲げたままの状態で、何時間もじっとしています。その代表的なものが、パソコンを使っているときの姿勢です。

　この姿勢を続けると、重い頭が重力に引っ張られるために、頭はだらりと落ち、肩は前に丸まって、背中が丸まり、筋肉が緊張して硬くなってしまいます。腰のカーブはまっすぐになり、やがては、いわゆる「腰が曲がった」状態になります。

　体は、まず首、肩のコリという形で、この異常を知らせますが、ここで頭の位置がずれているということに気づく人はまれです。やがて、肩甲骨の間がヒリヒリするように痛み、寝ているときや休んでいるときに、肩や腕、手のしびれを訴える人もでてきます。そして、ついには、背中の上部と肩を自由に動かすこと、さらには頭を上下左右に自由に動かすことさえ、難しくなります。

　このように、頭の位置がずれると、腰がするはずの動きを胸椎が代わりにするために、上半身の関節がしだいに本来のバランスをくずしてしまいます。頭の位置は、背中から腰にかけての問題がすべてわかる大事な指標なのです。

　こうした症状を改善するE-サイズを紹介します。

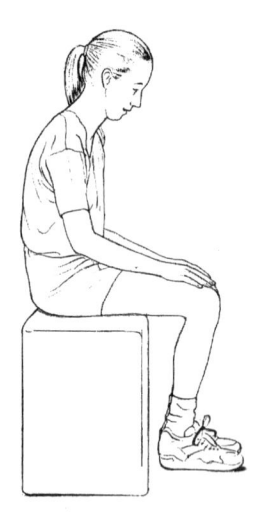

背骨や腰が曲がったまま
固定された人の座り方

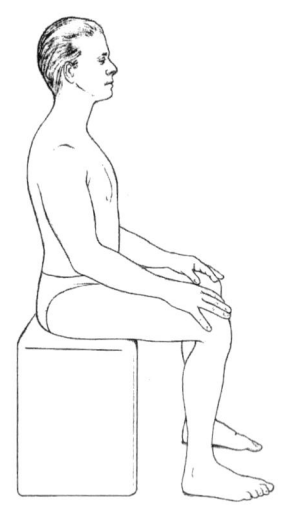

背骨の健全なS字カーブを
保つ人の座り方

背中上部の痛みやコリを和らげるE-サイズ

- 行う回数&時間：毎朝1回。ひどい痛みには、このメニューにある「❶両足のせリラックス（スタティック・バック）」というE-サイズを、45分～1時間、軽い痛みには、15～20分行います。
- 行う期間：痛みが軽くなったと感じる状態が、2日以上続くまで、毎日行います。その後、10日間続けてから、全体調整のメニュー（P198）に変更します。よくなった感覚が薄れたら、各E-サイズの回数を増やしてください。

❶【両足のせリラックス】
E-サイズ名：スタティック・バック
(Static Back)

E-サイズのやり方
①足をのせるための椅子か大きな台を用意する。
②仰向けになり、椅子か台の上に、両足を90度に曲がるようにのせる（90度の角度にならない場合は、椅子や台の上にタオルや座布団などを置いて、足の高さを調節する）。
③ひざと足を股関節の幅に開く。
④両腕は手の平を上にして、体から45度離して伸ばす。
⑤上半身をリラックスさせ、腰が左右平らになるようにする。
⑥腹式呼吸を行いながら、この姿勢を5～10分保つ。
　（痛みがひどい場合は45～60分、軽い場合は15～20分行う）

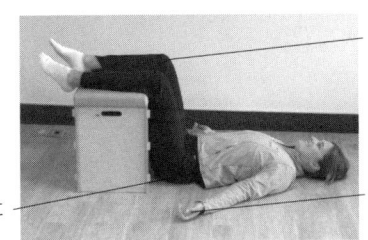

- 90度
- 腰が左右平らになるように
- 手の平を上にして両腕を体から45度離して伸ばす

《E-サイズのポイント》
◎お腹の上にティッシュペーパーを広げて置くか、おもりをのせると、腹式呼吸ができているかどうかを確認できる。

背中上部の痛みやコリを和らげるE-サイズ

❷【足のせ両腕突き上げ】
E-サイズ名：スタティック・バック・リヴァース・プレスズ
(Static Back Reverse Presses)

E-サイズのやり方
①足をのせるための椅子か大きな台を用意する。
②仰向けになり、椅子か台の上に、両足を90度に曲がるようにのせる（90度の角度にならない場合は、椅子や台の上にタオルや座布団などを置いて、足の高さを調節する）。
③ひざと足を股関節の幅に開く。
④両腕を肩の位置で真横に伸ばし、ひじを90度に曲げる。
⑤手の平を足のほうに向け、こぶしを作る。
⑥その状態で、ひじで床を押すようにして、両方の肩甲骨を寄せ、少しそのままでいて、それからゆるめる。
⑦腹筋を常にリラックスさせながら、これを15回繰り返す。

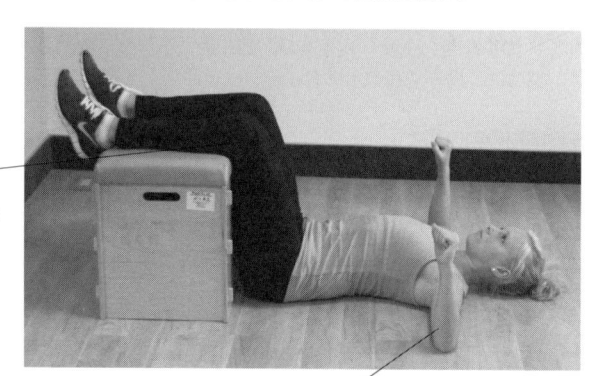

両足を90度に曲がるようにのせる

ひじを90度に曲げ、ひじで床を押すように両方の肩甲骨を寄せ、それからゆるめる

《E-サイズのポイント》
◎ひじに力を入れるのではなく、肩甲骨を寄せるようにして行うことが重要。

背中上部の痛みやコリを和らげるE-サイズ

❸【足のせ両腕伸ばし】
E-サイズ名：スタティック・バック・プルオーバーズ
（Static Back Pullovers）

E-サイズのやり方
①足をのせるための椅子か大きな台を用意する。
②仰向けになり、椅子か台の上に、両足を90度に曲がるようにのせる（90度の角度にならない場合は、椅子や台の上にタオルや座布団などを置いて、足の高さを調節する）。
③ひざと足を股関節の幅に開く。
④胸の前で両手を組んでひじを伸ばす（写真上）。
⑤そのまま腕を頭の上の床につけるよう、できるだけ遠くに伸ばしてから（写真下）、おへその上あたりまで戻す（このとき、腕を無理に床につけようとするのは、却ってよくない）。
⑥腹筋をリラックスさせながら、これを15回繰り返す。

両足を90度に曲がるようにのせる

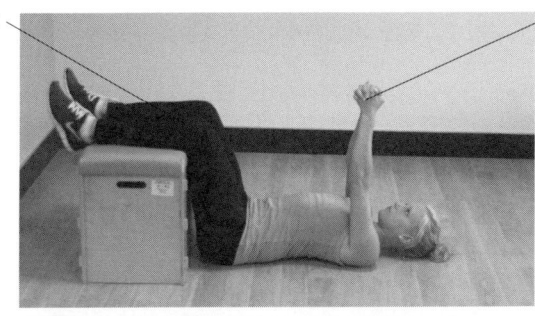

胸の前で両手を組んでひじを伸ばす

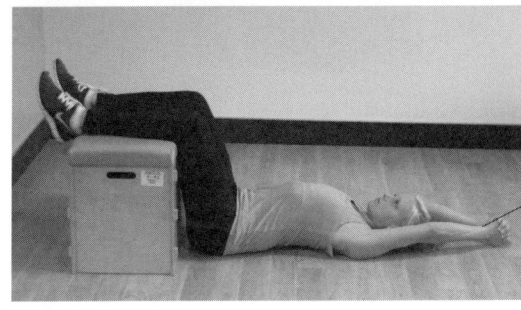

無理はせず腕を頭の上の床につけるようできるだけ遠くに伸ばす

《E-サイズのポイント》
◎大きく呼吸しながら、背中を伸ばすことを意識して、ゆっくりと行うことが重要。
◎ひじを曲げないように注意する。
◎頭痛に効果がある。

背中上部の痛みやコリを和らげるE-サイズ

❹【うつ伏せクッション】
E-サイズ名：フロア・ブロック
(Floor Block)

▶ E-サイズのやり方
① 15センチくらいの高さのクッションか台、箱などを2つ用意する。
② うつ伏せになって額を床につける。
③ 足先は左右の足の親指同士を合わせるように内側に向け、かかとを左右に離す（写真a）。
④ 姿勢1（写真b）：2つのクッションを頭の上のほうに置く。
⑤ 両腕を肩から外側に動かし、ひじから先をクッションの上にのせて、まっすぐ上に伸ばす。
⑥ 手は、親指を伸ばし、残る4本の指を第2関節で曲げ（写真c）、外側に向ける。
⑦ 首、肩、お尻、お腹の力を抜くと、腰骨が自然に下に引っ張られるようになる。
⑧ この姿勢を、1分保つ。
⑨ 姿勢2（写真d）：クッションを斜め45度の位置に置き、両腕を肩から外側に動かして、その上にのせる。親指は常に外側に向けてまっすぐにする。
⑩ この姿勢を、1分保つ。
⑪ 姿勢3（写真e）：クッションを肩の高さに置き、同じように両腕を肩から外側に動かして、その上にのせる。親指は常に外側に向けてまっすぐにする。
⑫ この姿勢を、1分保つ。

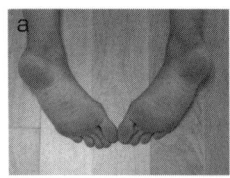

a 足先は親指同士を合わせる

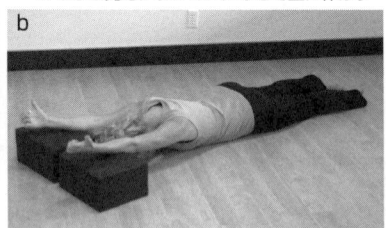

b ひじから先をクッションにのせて上に伸ばす

c 親指を伸ばし、残りは第2関節で曲げる

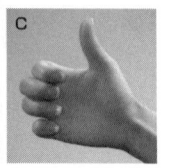

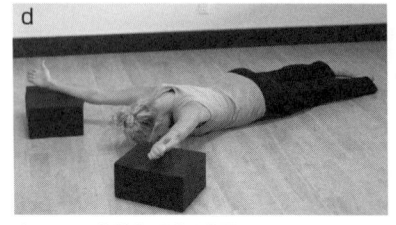

d クッションを斜め45度の位置に

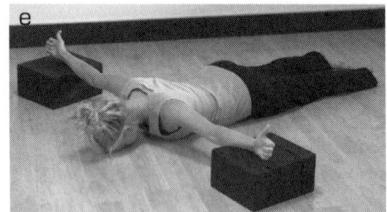

e クッションを肩の高さに置き両腕をその上にのせる

《E-サイズのポイント》
◎ 腰の力を抜き、かかとがいつも開いているように注意する。
◎ 腕はいつも外側にねじられた感じで、常に親指が外側に向くようにする。

背中上部の痛みやコリを和らげるE-サイズ

❺【股関節回転矯正ストレッチ】
E-サイズ名：スタティック・エクステンション
(Static Extension)

■E-サイズのやり方
①椅子か台の上にひざをついて、足を股関節の幅に開く。
②まず、ひざの上に腰がくるようにして床に手をつき、ひじをまっすぐに伸ばす。
③このとき、腕を肩幅に開き、手首の真上に肩がくるようにする。
④両手を手の平分ぐらい（10〜15センチ）前に進ませ、腰の位置がひざよりも10〜15センチぐらい前にくるようにして、頭を下げる。
⑤頭と背中、お腹の力をゆるめて、両方の肩甲骨を引き寄せる。背中から腰にかけて、くっきりとカーブができる。
⑥この姿勢を1〜2分保ち、その後リラックスする。

くっきりカーブさせる

頭と背中、お腹の力をゆるめて、両方の肩甲骨を引き寄せる

床に手をつき、ひじをまっすぐに伸ばす

腕を肩幅に開き手首の真上に肩がくるようにする

《E-サイズのポイント》
◎上記⑤のとき、背中がまっすぐではなく、きれいにカーブしているかを、誰かに確認してもらうとよい。
◎腰が痛む場合は、お尻を後ろに引いて、腰の位置を少しひざに近づけるようにする。

背中上部の痛みやコリを和らげるE-サイズ

❻【直角ふんばりポーズ】
E-サイズ名：スクワット
（Squat）

E-サイズのやり方
①ドアノブや柱などに、両腕を伸ばしてつかまる。
②ひざ、足を股関節の幅に開く。
③両足の第2と第3の指の間とかかとを結んだ線を左右平行にする。
④上半身をまっすぐに保ったまま、お尻を突き出すようにして、ひざを徐々に曲げていく。
⑤ひざが90度ぐらいに曲がるまで腰を落とす。
⑥その姿勢を、1〜2分保つ。

上半身まっすぐのまま
お尻を突き出すように
ひざを徐々に曲げていく

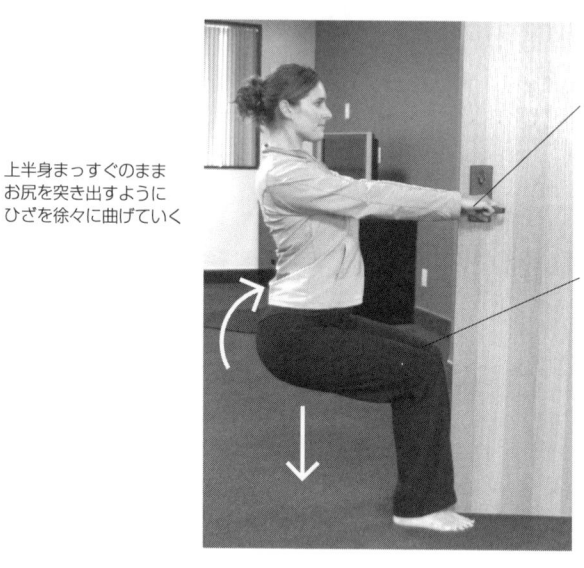

ドアノブや柱に
両腕を伸ばしてつかまる

ひざが90度に曲がるまで
腰を落とす

《E-サイズのポイント》
◎腰に大きなカーブを作ることが重要。

◆背骨に関係するそのほかの疾患について

通常、足や腰のしびれ、痛みで病院に行くと、下記の5つの病名のどれかをつけられます。そして、薬、ブロック注射（局所麻酔剤にステロイド剤を加えた薬剤などを使う療法）、コルセット、理学療法、さらには外科手術を勧められます。しかし、これらの症状についても、私は筋肉のアンバランスに問題の原因があると考えています。

〈脊柱管狭窄症〉脊柱管の内面が狭まり、中の神経が圧迫を受け、うっ血状態になり、足の痛みやしびれなどの症状がでる。脱力のために歩けなくなることもある。
〈脊椎分離症〉脊椎の上下の関節突起の間が切れている状態で、腰痛を起こす。
〈脊椎すべり症〉脊椎がずれ、神経根を刺激している状態。多くの場合、足のしびれや腰痛を起こす。
〈変形性脊椎症〉脊椎が変形している状態。前方の椎間板がつぶれて、後方の椎間関節の空間が狭くなっている。多くの場合、腰痛を起こす。
〈脊柱側弯症〉脊椎が左右に曲がっている状態。

まず、脊柱管狭窄症についてみてみましょう。筋肉と骨格のアンバランスのために脊柱管にまさつが起きると、体はそこにカルシウムを蓄積させて、骨がすり減るのを防ごうとします。それによって、肥厚した骨が神経と衝突するために、腰や足が痛みはじめます。この場合、標準的には、脊椎の薄い層をはぎ、カルシウムを削る外科的な治療法が選択されます。

ところが、私はこの手術が本当に必要な脊椎の狭窄に出合ったことがありません。確かに脊椎にはカルシウムがあり、神経とぶつかっているかもしれません。けれども、腰椎、胸椎、頚椎のカーブが回復して、背骨全体がS字カーブに戻れば、脊椎と枝分かれしている神経根はぶつからずに働くだけの十分なスペースが生まれるのです。

脊柱管狭窄症と同じように、脊椎分離症、脊椎すべり症、変形性脊椎症も、エゴスキュー・メソッド®で改善しています。これらもまったく同じように、筋肉の働きの問題から起きます。本来働くべき筋肉が弱まり、ほかの筋肉が代役をつとめはじめると、背骨の位置が変わってしまい、背骨にダメージを与えてしまうのです。

これに対して、脊柱側弯症は、成長期の問題が影響していますが、これも同様に筋肉の働きの問題で、体の構造の問題ではありません。脊柱側弯症は、成長期に筋肉とその機能が骨格の急成長についていけない場合や、10代初めに、急に行動パターンが変わることが関係しています。たとえば、放課後にジャングルジムで遊んでいた女の子が、ある日急に化粧に夢中になって体を動かさなくなったり、逆にスポーツにほとんど興味を示さなかった読書好きの子が、突然フットボールなどの激しい運動をはじめた場合などです。このような体にとって予想外の出来事が、体の急激な成長と同時に起きると、筋肉と骨格が急な変化に対応できずアンバランスになり、体の左右対称がくずれ、脊柱の側弯が起こるのです。けれども、脊柱側弯症もまた、エゴスキュー・メソッド®で、筋肉の再教育を行い、体のバランスを取り戻せば簡単に改善できます。

6　肩の痛みを取り去る

◆肩の構造と役割

　肩は、肩甲骨と上腕骨からなる肩関節と、鎖骨（さこつ）、肩甲骨（けんこうこつ）、胸骨（きょうこつ）からなっている肩帯（けんたい）（肩甲帯（けんこうたい））とで構成されています（P10「主な骨の名称」参照）。私たちが肩や腕を大きく自由に動かせるのは、肩甲骨の小さいくぼみに上腕骨の頭が接しているだけの肩関節を、たくさんの筋肉やじん帯がさまざまな方向から肩につくことで、支え、守ってくれているからなのです。また、肩の筋肉のほかにも、胸部、そして背中上部の大部分の筋肉も関わっています。

　このほかにも、肩は体全体のバランスをとるという、大切な役割をしています。たとえば、腰が後ろにずれたら、肩はその分、前に出てバランスをとります。左右の骨盤の高さに違いがでてくれば、それに合わせて肩の高さも変わります。つまり、肩は股関節、ひざ、足首と一体となって全体重を支えているので、肩の問題は、肩だけを切り離して扱っても解決しないということなのです。

◆肩の問題

　さまざまな筋肉が支えてくれているおかげで、私たちは肩や腕を自由に動かせます。しかし、肩や腕を十分に動かさなくなると、肩の回りの筋肉が衰えはじめ、すぐに肩に問題が起きてしまいます。

　現代の生活では、肩を動かす動作といえば、受話器をとる、リモコンをとってテレビをつける、車のドアを開けるといったことぐらいしかありません。肩を動かす範囲は、わきの下からもものあたりまでで、その範囲は現代化が進むにつれ、ますます狭くなっています。パソコンに向かっているときなどがその典型ですが、頭が前傾し、肩はすぼまり、背中は丸まって、ほとんど肩を動かしていません。その狭い範囲内で用が済んでしまうので、日常生活では肩本来の働きの半分もしていません。そのため、飛行機内の頭上の荷物入れにカバンを出し入れするような、簡単だけれども普段はやらない、狭い範囲以上の動作をすると、すぐに痛みを感じるようになります。

　私たちは、もともとこうした動作を問題なくできる筋肉も関節も骨も備えていますが、肩をあまり使わない状態が何年も続くと、最後には、まったく使われない筋肉がでてきてしまいます。そして、肩を動かす範囲があまりにも狭くなると、ごく限られた小さな動きでさえもできなくなるのです。慢性的な肩のコリや痛みは、体から発せられる「肩を使っていないよ」という"警告メッセージ"なのです。体からの警告メッセージに気づかずに、そのままの状態を放置して、痛みが激しくなったときに医者に行くと、肩の腱炎だと診断されるでしょう。でも、これは腱炎という病気にかかったのではなく、あなたの筋肉と骨格のアンバランスが生んだ症状なのです。痛みや、はれの本当の原因は、体を動かさず、肩本来の機能を使っていない状態が続いた結果です。肩の痛みをとる、肩の痛みを予防する鍵は、肩本来の働きをもう一度取り戻すことなのです。

肩の働きを回復させるためのE-サイズ

- 行う回数&時間：毎朝1回。このメニューにある「❷片足のせ階段ストレッチ（スーパイン・グローイン・プログレッシヴ）」というE-サイズは、人により相当の時間がかかります。ひどい痛みには、片足につき45分〜1時間、軽い痛みには、15〜20分行います。
- 行う期間：痛みが軽くなったと感じる状態が、2日以上続くまで、毎日行います。よくなってからも1週間は同じメニューを続け、その後、全体調整のメニュー（P198）に変更します。たとえ痛みがなくても、長時間パソコンに向かうなど悪い姿勢が続いたときは、このメニューを3週間行い、それから全体調整のメニューを行うといいでしょう。

❶【両足のせリラックス】
E-サイズ名：スタティック・バック
(Static Back)

E-サイズのやり方
①足をのせるための椅子か大きな台を用意する。
②仰向けになり、椅子か台の上に、両足を90度に曲がるようにのせる（90度の角度にならない場合は、椅子や台の上にタオルや座布団などを置いて、足の高さを調節する）。
③ひざと足を股関節の幅に開く。
④両腕は手の平を上にして、体から45度離して伸ばす。
⑤上半身をリラックスさせ、腰が左右平らになるようにする。
⑥腹式呼吸を行いながら、この姿勢を最低20分保つ。

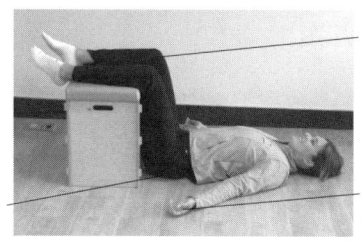

90度
腰が左右平らになるように
手の平を上にして両腕を体から45度離して伸ばす

《E-サイズのポイント》
◎お腹の上にティッシュペーパーを広げて置くか、おもりをのせると、腹式呼吸ができているかどうかを確認できる。

❷【片足のせ階段ストレッチ】
E-サイズ名：スーパイン・グローイン・プログレッシヴ
(Supine Groin Progressive)

E-サイズのやり方
① 椅子か大きな台と、小さな台や本を数冊など、高さを調節できるものを用意する。
② 仰向けになり、右足が90度に曲がるように、椅子や台などの上にのせる。
③ 左足は、まっすぐに伸ばし、台や重ねた本などで、まず最初は60センチぐらいの高さにして、かかとをのせる。このとき、伸ばしている左足は、足先が外に向かないように、足の外側に何かを置いて支える。
④ また、左右の足の位置は両股関節と同じ幅で、その直線上に体が曲がらずに、しっかりとあるか確認する。
⑤ 両腕は手の平を上にして、体から45度離して伸ばす。
⑥ 足をのせたら、リラックスして、背中が自然に平らになるまで最低5分ほど待つ。
⑦ 次に、左足の台を15～20センチくらい低くして同じように行う（写真左）。
⑧ さらに、左足の台を15～20センチくらい低くして同じように行う。
⑨ 最後は床に左足を伸ばして同じように行う（写真右）。
⑩ 次に、足を代えて、同じように行う。

椅子か台に片足が90度に曲がるようにのせる

手の平を上にして体から45度離して伸ばす

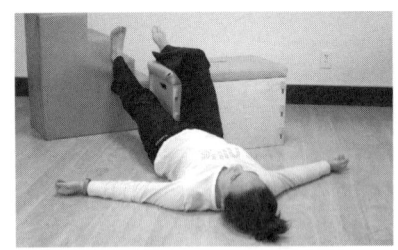

左足はまっすぐに伸ばし、かかとをのせる
足先が外に向かないように何かを置いて支える

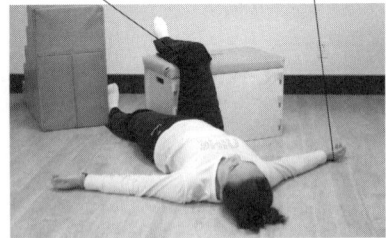

反対の足はまっすぐ伸ばし、足先が外に向かないように台などで支える

《E-サイズのポイント》
◎⑥～⑨の異なる高さでそれぞれ目安の5分後に、P75の〈もものテスト〉をして、伸ばした足がまだリラックスしていない場合、もう少し続ける。
◎足を代えたときに、両肩の状態がどう変わるのかを意識する。

肩の働きを回復させるためのE-サイズ

❸【空気イス】
E-サイズ名：エア・ベンチ
（Air Bench）

E-サイズのやり方
①背中を壁につけて立ち、股関節の幅で足を開く。
②両足の第2と第3の指の間とかかとを結んだ線を左右平行にする。
③お尻を壁につけたまま、足を前に出しながら、少しずつ腰を落としていく。
④椅子に座った格好になったら、かかとに体重をかけて、そのままの姿勢を2～3分保つ。
⑤このとき、ひざが足先でなく、かかとの真上にくるようにする。肩と腰を壁にぴったりとくっつけることが重要。
⑥このE-サイズのあとは、1分歩き回って体をリラックスさせる。

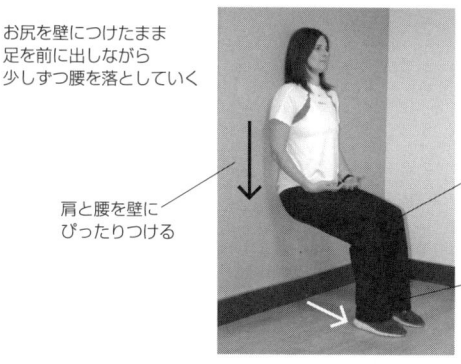

お尻を壁につけたまま
足を前に出しながら
少しずつ腰を落としていく

肩と腰を壁に
ぴったりつける

ひざがかかとの
真上にくるように

かかとに体重をかけて
そのまま保つ

《E-サイズのポイント》
◎ひざが痛む場合は、少し腰の位置を上げ、ひざにかかる重さを減らす。
◎2分がきつい場合は、数秒からはじめて、まずは1分ぐらいを目標にする。

＊＊＊＊＊＊＊＊＊＊＊＊＊＊＊＊＊

　最初の「両足のせリラックス（スタティック・バック）」をしたときに、最初から腰のところにアーチの空間ができずに、床にぴったりとついてしまったり、肩が丸くなっていて床につかないときは、骨盤が後屈している（後ろのほうへ傾く）ことを意味しています。その場合は、まず最初にこの後屈した骨盤を正しい位置に戻してから、肩の機能回復に働きかけなくてはなりません。このような場合には、次の❹❺❻❼のメニューを追加してください。
＊＊＊＊＊＊＊＊＊＊＊＊＊＊＊＊＊

肩の働きを回復させるためのE-サイズ

❹【座ってクッション】
E-サイズ名：シッティング・ニー・ピロー・スクイーズィズ
(Sitting Knee Pillow Squeezes)

E-サイズのやり方
①椅子と厚さ15センチくらいのクッションを用意する。
②椅子の半分くらいの位置に腰をかける。
③下腹を前に押し出し、お尻を後ろに突き出すようにして腰にカーブを作る。
④ひざと足を股関節の幅に開き、両足の第2と第3の指の間とかかとを結んだ線を左右平行にする。
⑤両肩を後ろに引き、両ひざ、両足が両股関節の直線上に並んでいることを確認する。
⑥両ひざの間にクッションをはさむ。
⑦ももの内側の筋肉を使って、ひざにはさんだクッションをゆっくりと押したり、ゆるめたりする。
⑧これを繰り返し、20回を3セット行う。

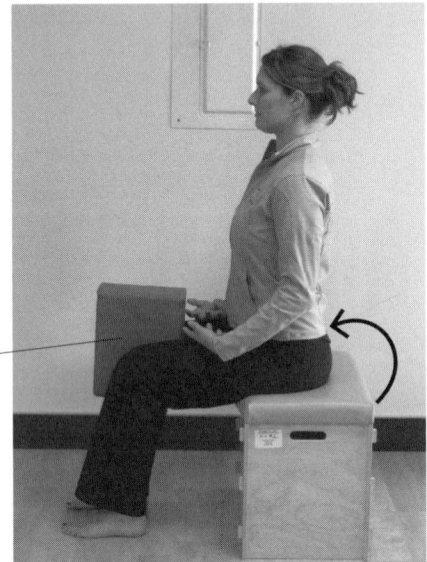

両ひざの間にはさんだクッションを押したりゆるめたりする

《E-サイズのポイント》
◎上半身をリラックスさせ、腰のカーブを保ち、上記④の足先の向きに注意する。

肩の働きを回復させるためのE-サイズ

❺【座って肩甲骨運動】
E-サイズ名：シッティング・スキャプラー・コントラクションズ
(Sitting Scapular Contractions)

E-サイズのやり方
①椅子の半分くらいの位置に腰をかける。
②ひざと足を股関節の幅に開き、両足の第2と第3の指の間とかかとを結んだ線を左右平行にする。
③下腹を前に押し出し、お尻を突き出すようにして腰にカーブを作る。
④このカーブを保ちながら、頭と両肩を後ろに引き、ゆっくりと両方の肩甲骨を寄せたり、ゆるめたりする。
⑤このとき、左右均等に力を入れ、肩が上がらないように注意する。
⑥これを繰り返し、20回を3セット行う。

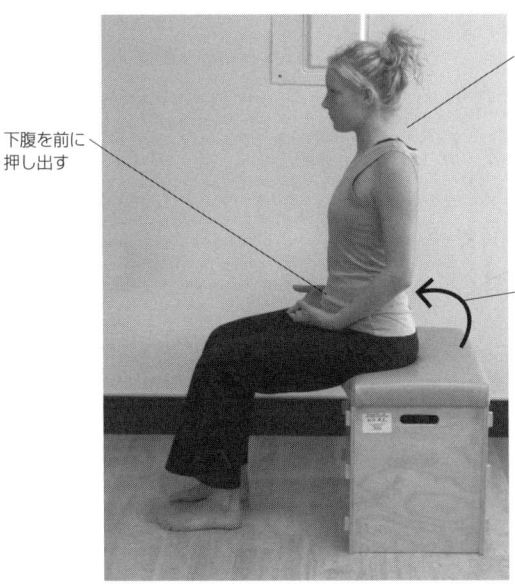

下腹を前に押し出す

頭と両肩を後ろに引きゆっくりと両方の肩甲骨を寄せたりゆるめたりする

お尻を突き出すようにして腰にカーブを作る

❻【直角床座り】

E-サイズ名：シッティング・フロア
(Sitting Floor)

E-サイズのやり方

① 背中を壁につけて床に座る。
② 両足を股関節の幅に開いて、まっすぐ前に伸ばす。
③ 両方の肩甲骨を背中の中心に寄せるようにする（写真左）。このときに、肩が上がらないように注意。まず肩甲骨を寄せてから、肩を下げるとよい。
④ ももに力を入れ、ひざの裏をよく伸ばし、足先を自分のほうに引く（写真右）。アキレス腱とふくらはぎが伸びるのを感じる。
⑤ 腕は両側にたらすか、手の平を上に向け、ももの上に置いてリラックスさせる。
⑥ この姿勢を、5分保つ。

背中を壁につけて座る

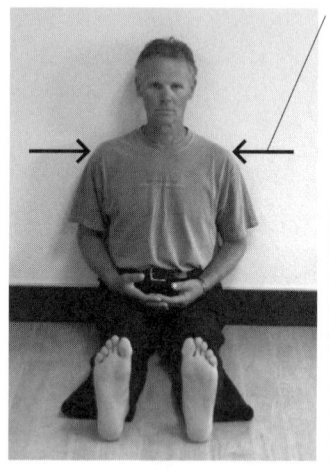

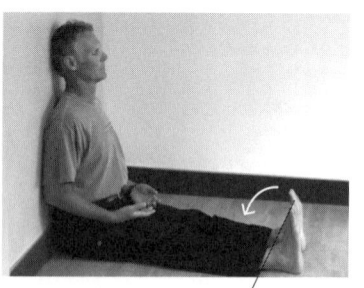

両方の肩甲骨を背中の中心に寄せるようにする

両足を股関節の幅に開いてまっすぐ前に伸ばす

足先を自分のほうに引く

肩の働きを回復させるためのE-サイズ

❼【片足のせタオルでストレッチ】
E-サイズ名：スーパイン・グローイン・ウィズ・タオルズ
(Supine Groin with Towels)

E-サイズのやり方
①足をのせるための椅子か大きな台と、足首を支えるための台などを用意する。
②タオルを巻いて、7〜10センチくらいの太さにしたものを、2本用意する。
③仰向けに寝て、写真のように、2本のタオルを首と腰の下の隙間に入れる（タオルで首や腰を支えるが、首や腰が床から持ち上がらないように注意）。
④このとき、腰に入れるタオルは、体の幅より長いものにし、ずれないように注意する。
⑤また、左右の足の位置は両股関節と同じ幅で、その直線上に体が曲がらずにしっかりとあるか確認する。
⑥両腕は手の平を上にして、体から45度離して伸ばす。
⑦椅子か台などの上に片足を90度に曲げてのせる。
⑧反対の足はまっすぐ床に伸ばし、足先が外側に向かないように、台などで足の外側を押える。
⑨下記の〈もものテスト〉をして、伸ばした足が完全にリラックスするまでこの姿勢を続け、それから反対の足に移る（最初のうちは、足の付け根の筋肉の緊張が解けるまでに、片足で45分〜60分かかる人もいる）。

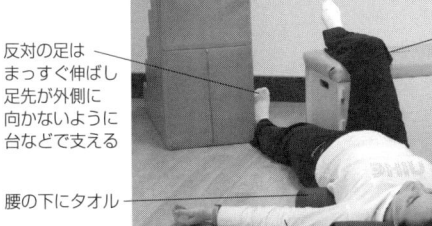

- 片足を90度に曲げてのせる
- 反対の足はまっすぐ伸ばし足先が外側に向かないように台などで支える
- 腰の下にタオル
- 首の下にタオル
- 両腕は手の平を上にして体から45度離して伸ばす

〈もものテスト〉
　それぞれの足を伸ばすために必要な時間を確認する、リラックス度をチェックする方法があります。それはもものテストです。まず、伸ばしたほうの足のももに力を入れてみてください。最初は、ひざのあたりに力が入りますが、その後、3〜5分おきにテストを続けると、力が入る場所が上のほうに移るのがわかります。そして、ももの一番上に力が入ったとき、足が完全にリラックスしたことになるので足を代えてください。このテストは、一時的に力を入れるだけなので、長く力を入れ続けないようにしてください。

肩と骨盤の高さが左右そろっていないときのE-サイズ

この項の最初に説明したように、肩は体全体のバランスをとるために大切な役割を果たしています。骨盤が歪めば、肩もその状態に対応しなければなりません。ちょっと鏡の前に自然な姿勢で立ってみてください。あなたの肩の高さは左右同じでしょうか。骨盤の左右の高さがそろわなくなると、肩も歪み、慢性的な肩の痛みがはじめます。肩と骨盤の位置が左右そろっていないときは、以下のメニューを行います。

● 行う回数＆時間：毎朝1回。このメニューにある「❹片足のせタオルでストレッチ（スーパイン・グローイン・ウィズ・タオルズ）」というE-サイズは、人により相当の時間がかかります。ひどい痛みには、片足につき45分〜1時間、軽い痛みには、15〜20分行います。

● 行う期間：痛みが軽くなったと感じる状態が、2日以上続くまで、毎日行います。その後も1週間同じメニューを続け、次に全体調整のメニュー（P198）に変更します。たとえ痛みがなくても、長時間パソコンに向かうなど悪い姿勢が続いたときは、このメニューを3週間行い、それから全体調整のメニューを行うといいでしょう。

❶【立ってお尻にえくぼ】
E-サイズ名：スタンディング・グリュテアル・コントラクションズ
(Standing Gluteal Contractions)

▍E-サイズのやり方
①両足を股関節の幅に開いてまっすぐに立ち、両手は体の横に伸ばす。
②両足の第2と第3の指の間とかかとを結んだ線を左右平行にする。
③ももの筋肉や腹筋を使わずに、お尻の筋肉をしめたり（肛門をしめ、お尻にえくぼを作る感じ）、ゆるめたりする（写真左）。
④これを繰り返し、15回を3セット行う。
⑤次に、かかとを動かさずに、足先を左右に開いて（写真右）、同じように15回を3セット行う。
⑥上半身、腹筋、ももは、リラックスさせる。

《E-サイズのポイント》
◎手でお尻を触ると、筋肉の動きを確認できる。
◎はじめは難しく感じるが、徐々にできるようになる。

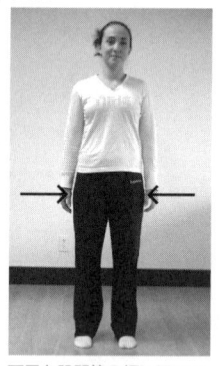

両足を股関節の幅に開いて
まっすぐに立って
お尻の筋肉をしめたり
ゆるめたりする

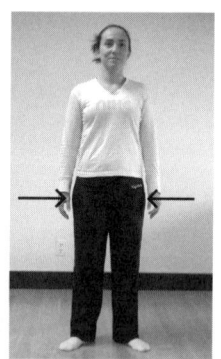

足先を開いて
お尻の筋肉をしめたり
ゆるめたりする

肩と骨盤の高さが左右そろっていないときのE-サイズ

❷【うつぶせクッション絞り】
E-サイズ名：プローン・アンクル・スクイーズィズ
(Prone Ankle Squeezes)

E-サイズのやり方
①厚さ15センチくらいのクッションを用意する。
②うつ伏せになり、両手の平を床につけて重ね、その上に額をのせる。
③ひざを股関節の幅よりもやや広く開き、足にクッションをはさんで90度に曲げる。
④お尻の筋肉を使って、足でクッションを軽く両側から押したり、ゆるめたりする。
⑤上半身をリラックスさせ、これをゆっくり繰り返す。
⑥15回を3セット行う。

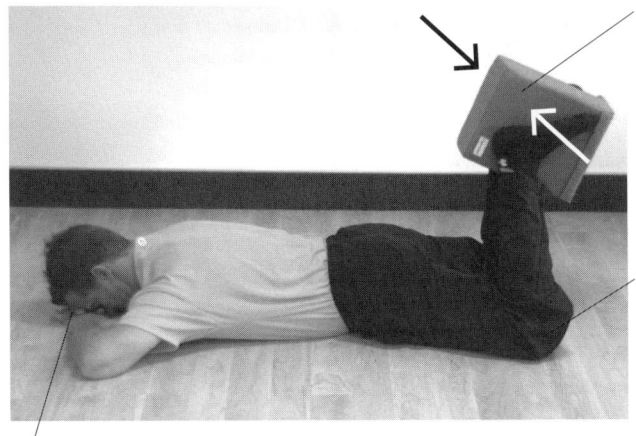

15センチくらいの
クッションを足に
はさんで軽く両側か
ら押したり
ゆるめたりする

90度に曲げる

両手の平を床につけて重ね、
その上に額をのせる

肩と骨盤の高さが左右そろっていないときのE-サイズ

❸【かかと下ろし】
　E-サイズ名：グラヴィティ・ドロップ
　（Gravity Drop）

> E-サイズのやり方

①階段や段差のある場所を見つける。
②足が滑らないように気をつけて（靴をはいて行うときは、ゴム底などの滑らない靴をはく）、柱や階段の手すりなどにつかまる。
③階段のふちに足の前半分だけをかけて立ち、かかとを下ろす（写真左、右）。
④このとき、足は股関節の幅に開き、両足の第2と第3の指の間とかかとを結んだ線を左右平行にする。
⑤かかとに体重をかけるようにして、ひざをまっすぐにし、ふくらはぎの筋肉を伸ばす。
⑥肩と股関節とひざが、かかとの真上に来て一直線になることが重要。
⑦この姿勢を、3分保つ。

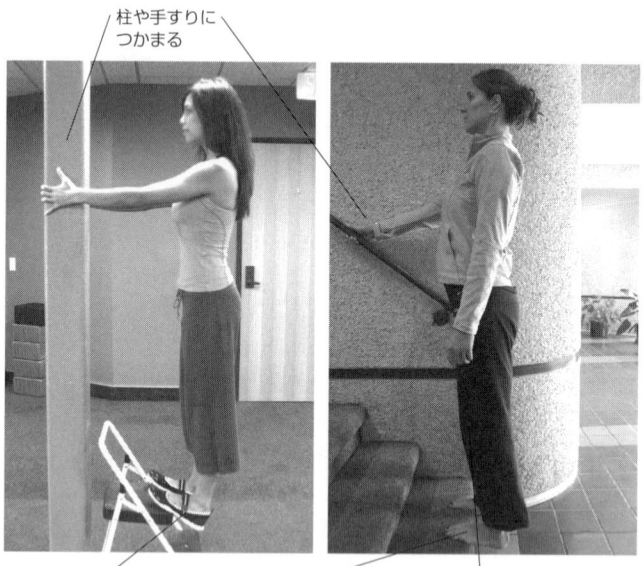

柱や手すりに
つかまる

ふちに足の前半分だけを
かけて立ち、かかとを下ろす

かかとに体重をかけ、
ひざをまっすぐにし、
ふくらはぎの筋肉を伸ばす

《E-サイズのポイント》
◎足関節、ひざ関節、股関節、肩関節をまっすぐ垂直に配置することが重要。この4つの関節を垂直にそろえて立たないと意味がなく、単にふくらはぎを伸ばすだけの、本来の目的以外の運動になってしまう。

肩と骨盤の高さが左右そろっていないときのE-サイズ

❹【片足のせタオルでストレッチ】
E-サイズ名：スーパイン・グローイン・ウィズ・タオルズ
(Supine Groin with Towels)

E-サイズのやり方
①足をのせるための椅子か大きな台と、足首を支えるための台などを用意する。
②タオルを巻いて、7〜10センチくらいの太さにしたものを、2本用意する。
③仰向けに寝て、写真のように、2本のタオルを首と腰の下の隙間に入れる（タオルで首や腰を支えるが、首や腰が床から持ち上がらないように注意）。
④このとき、腰に入れるタオルは、体の幅より長いものにし、ずれないように注意する。
⑤また、左右の足の位置は両股関節と同じ幅で、その直線上に体が曲がらずにしっかりとあるか確認する。
⑥両腕は手の平を上にして、体から45度離して伸ばす。
⑦椅子か台などの上に片足を90度に曲げてのせる。
⑧反対の足はまっすぐ床に伸ばし、足先が外側に向かないように、台などで足の外側を押える。
⑨下記の〈もものテスト〉をして、伸ばした足が完全にリラックスするまでこの姿勢を続け、それから反対の足に移る（最初のうちは、足の付け根の筋肉の緊張が解けるまでに、片足で45分〜60分かかる人もいる）。

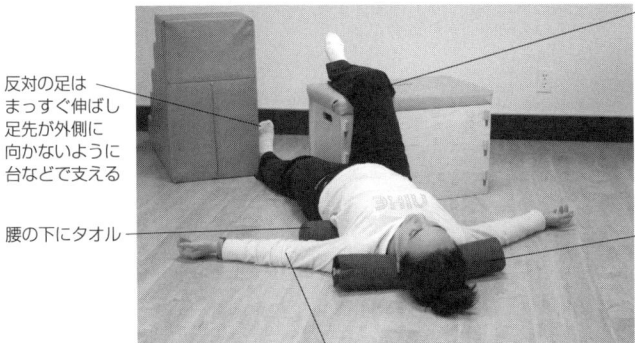

片足を90度に曲げてのせる

反対の足はまっすぐ伸ばし足先が外側に向かないように台などで支える

腰の下にタオル

首の下にタオル

両腕は手の平を上にして体から45度離して伸ばす

〈もものテスト〉
　それぞれの足を伸ばすために必要な時間を確認する、リラックス度をチェックする方法があります。それはもものテストです。まず、伸ばしたほうの足のももに力を入れてみてください。最初は、ひざのあたりに力が入りますが、その後、3〜5分おきにテストを続けると、力が入る場所が上のほうに移るのがわかります。そして、ももの一番上に力が入ったとき、足が完全にリラックスしたことになるので足を代えてください。このテストは、一時的に力を入れるだけなので、長く力を入れ続けないようにしてください。

7　ひじ・手首・手の痛みを取り去る

◆腕の構造と役割

　私たちの生活のなかで、腕はとても重要な役割を果たしています。物をつかむ、ボールを投げる、楽器を奏でる、手芸や細かい手仕事を行うなど、肩から指先までのさまざまな動きに対応してくれます。では、私たちの腕は、一体どのような構造になっているのでしょうか。

　腕は、肩関節からひじまでは、太い上腕骨1本とその周りにある3つの大きな筋肉からできています。ひじから先は、2本の骨（橈骨と尺骨）と大小いくつもの筋肉、腱、じん帯が、狭い空間に収まっており、その中を神経が通り、細い手首を越え、手へとつながっています。

　私たちが、腕を自由自在に動かせるのは、このひじや手首、手の関節や筋肉、腱などが連動して、見事な相互作用をしているからです。そのなかでも、ひじは、肩と手首をつなぐ重要な役割をしています。

◆ひじ、手首、手の痛みの原因

　ひざが股関節や足首との見事な仲立ちとして動くのと同じように、ひじも肩と手首を微妙に調整しながら動いています。手首と手が、とても複雑で精密な動きができるのは、仲介役をしているひじのおかげなのです。

　ところが、前項の「肩」でも説明したように、現代生活では、狭い範囲の中でしか体を動かさずに生活しているため、肩はすぼまり、丸まって筋肉がますます動かなくなっています。肩が関節として動かなくなると、腕にも大きな影響を及ぼします。ひじは肩の働きを代行しはじめ、何か重い物を動かすといった仕事を、ひじと手首が担うことになってしまいます。

　そうすると、腕はひじから手首までしか使わなくなり、筋肉の働きがあっという間に落ちて、手首とひじの痛みは避けられなくなります。しかし、今まで述べてきたように、ひじや手首、手の痛みも、筋肉と骨格を人間がもつ本来の構造に戻せば、すぐに改善できるのです。

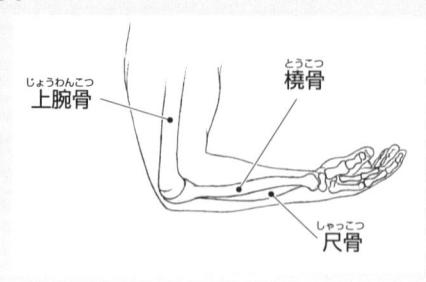

ひじの問題のためのE-サイズ

次の5つのE-サイズは、ひじ、肩、胴体、腰のつながりを再調整し、ひじの痛みを解消する構成になっています。

●行う回数＆時間：毎朝1回。このメニューにある「❺片足のせストレッチ（スーパイン・グローイン・ストレッチ）」というE-サイズは、人により相当の時間がかかります。ひどい痛みには、片足につき45分〜1時間、軽い痛みには、15〜20分行います。

●行う期間：痛みが軽くなったと感じる状態が2日以上続くまで、毎日行います。その後、1週間続けてから、全体調整のメニュー（P198）に変更します。

❶【かかと下ろし】
E-サイズ名：グラヴィティ・ドロップ（Gravity Drop）

▶E-サイズのやり方
①階段や段差のある場所を見つける。
②足が滑らないように気をつけて（靴をはいて行うときは、ゴム底などの滑らない靴をはく）、柱や階段の手すりなどにつかまる。
③階段のふちに足の前半分だけをかけて立ち、かかとを下ろす（写真左、右）。
④このとき、足は股関節の幅に開き、両足の第2と第3の指の間とかかとを結んだ線を左右平行にする。
⑤かかとに体重をかけるようにして、ひざをまっすぐにし、ふくらはぎの筋肉を伸ばす。
⑥肩と股関節とひざが、かかとの真上に来て一直線になることが重要。
⑦この姿勢を、3分保つ。

柱や手すりにつかまる

ふちに足の前半分だけをかけて立ちかかとを下ろす

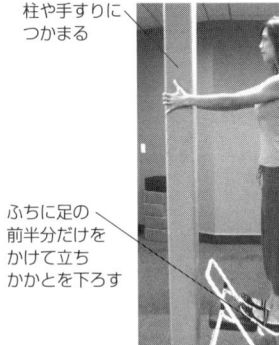

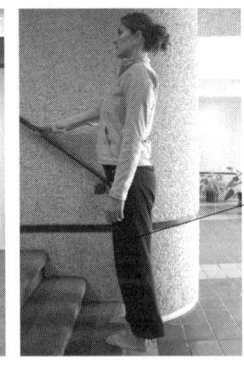

かかとに体重をかけ、ひざをまっすぐにし、ふくらはぎの筋肉を伸ばす

《E-サイズのポイント》
◎足関節、ひざ関節、股関節、肩関節をまっすぐ垂直に配置することが目的。この4つの関節を垂直にそろえて立たないと意味がなく、単にふくらはぎを伸ばすだけの、本来の目的以外の運動になってしまう。

ひじの問題のためのE-サイズ

❷【股関節回転矯正ストレッチ】
E-サイズ名：スタティック・エクステンション
（Static Extension）

E-サイズのやり方

①椅子か台の上にひざをついて、足を股関節の幅に開く。
②まず、ひざの上に腰がくるようにして床に手をつき、ひじをまっすぐに伸ばす。
③このとき、腕を肩幅に開き、手首の真上に肩がくるようにする。
④両手を手の平分ぐらい（10～15センチ）前に進ませ、腰の位置がひざよりも10～15センチぐらい前にくるようにして、頭を下げる。
⑤頭と背中、お腹の力をゆるめて、両方の肩甲骨を引き寄せる。背中から腰にかけて、くっきりとカーブができる。
⑥この姿勢を1～2分保ち、その後リラックスする。

くっきり
カーブさせる

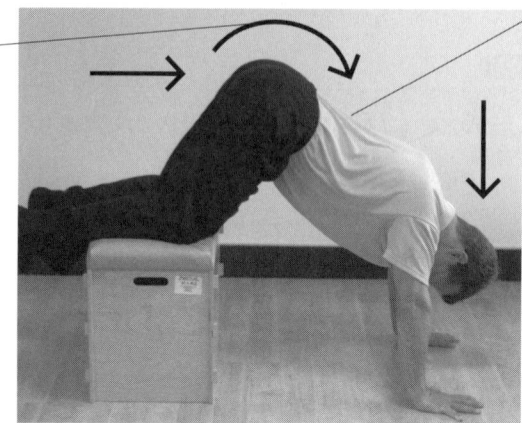

頭と背中、お腹の
力をゆるめて、
両方の肩甲骨を
引き寄せる

床に手をつき、
ひじを
まっすぐに伸ばす

腕を肩幅に開き
手首の真上に肩が
くるようにする

《E-サイズのポイント》
◎上記⑤のとき、背中がまっすぐではなく、きれいにカーブしているかを、誰かに確認してもらうとよい。
◎腰が痛む場合は、お尻を後ろに引いて、腰の位置を少しひざに近づけるようにする。

ひじの問題のためのE-サイズ

❸【振り子腕】
E-サイズ名：サーカムダクション
(Circumduction)

E-サイズのやり方
①壁からある程度の距離をとり、股関節の幅で足を開く。
②両足の第2と第3の指の間とかかとを結んだ線を左右平行にして立つ。
③写真のように、腰のところから上半身を曲げて、右手をまっすぐ伸ばし、壁に手の平をつく。
④右足のひざを少し曲げ、左足はまっすぐに伸ばして、左手を真下に下ろす。
⑤下ろした腕を小さい円を描くように、時計まわりに20回ゆっくりとまわす（このとき、2キロぐらいの重さの物を手に持つとまわしやすくなる）。
⑥次に反対まわしを20回行う。
⑦手と足を代えて、反対側も同じように行う。

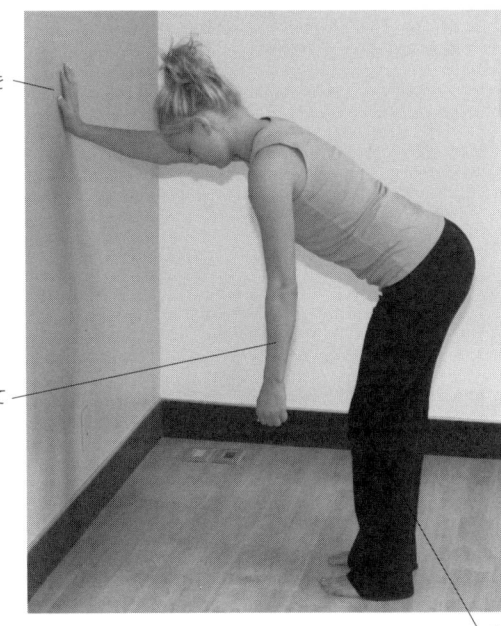

壁に右手の平をつく

左腕を下ろして小さい円を描くように時計まわりに20回ゆっくりまわす
逆方向へも20回まわす

右足のひざを少し曲げ左足をまっすぐに

第3章◎自分で行う痛み解消メソッド

ひじの問題のためのE-サイズ

❹【人間壁時計】
E-サイズ名：スタンディング・ウォール・クロック
(Standing Wall Clock)

E-サイズのやり方

このE-サイズは、両腕を3つの位置に動かす姿勢をとります。それぞれの位置に腕を動かしたときに、ひじから肩の骨と肩甲骨がどう動くかに注意をしてください。姿勢3でひじの痛みが増したら途中で中止して、姿勢1と姿勢2だけを数日行います。その後、姿勢3をやってみて痛みがなくなったら、1〜3の姿勢をすべて行ってください。

①壁に向いて、左右の足の親指同士を合わせ、内股の状態を保つ。
②姿勢1（写真a）：おでこを壁につけ、両腕をまっすぐ上に伸ばす。
③両手の親指を立て、残り4本の指を第2関節で曲げ（写真b）、壁に手の小指側をつけ、親指を外側に回転させる。ひじをまっすぐにして、腕を肩から回転させる。
④ももを締め、腹筋をゆるめて、この姿勢を1分保つ。
⑤姿勢2（写真c）：腕を広げて斜め45度で止め、この姿勢を1分保つ。
⑥姿勢3（写真d）：腕を肩の高さまで動かし、この姿勢を1分保つ。

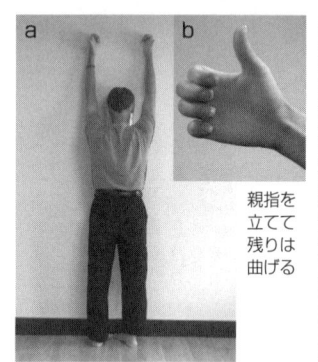

a　　　b　　親指を立てて残りは曲げる

c　　　d

おでこを壁につけ
両腕をまっすぐに1分

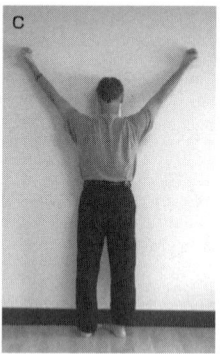

腕を広げて斜め45度で
止め1分

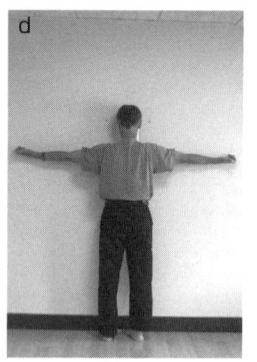

腕を肩の高さまで動かし
1分

《E-サイズのポイント》
◎姿勢を保っているときには、腹筋をゆるめ、ひじは常にまっすぐにする。
◎どの姿勢のときも、親指を外側に回転させ、両腕を肩からねじった状態を保つ。

ひじの問題のためのE-サイズ

❺【片足のせストレッチ】
E-サイズ名：スーパイン・グローイン・ストレッチ
(Supine Groin Stretch)

E-サイズのやり方
①足をのせるための椅子か大きな台と、足首を支えるための台などを用意する。
②仰向けになり、椅子か台の上に、片足が90度に曲がるようにのせる。
③反対側の足は、床にまっすぐ伸ばし、足先が外側に向かないように、台などを置いて支える。
④このとき、左右の足の位置は両股関節と同じ幅で、その直線上に体が曲がらずにしっかりとあるか確認する。
⑤両腕は手の平を上にして、体から45度離して伸ばす。
⑥上半身をリラックスさせ、腰のところがしだいに床に平らにつくことに意識を向ける。
⑦この姿勢で最低10分間、リラックスした状態を保つ。（10分やっても足がリラックスしない場合、下記の〈もものテスト〉をしてみて、足が完全にリラックスするまで続ける）
⑧次に、足を代えて、同じように行う。

椅子か台に片足が90度に曲がるようにのせる

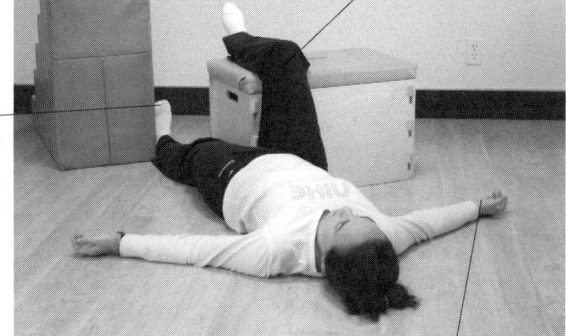

反対の足はまっすぐ伸ばし足先が外側に向かないように台などで支える

手の平を上にして体から45度離して伸ばす

〈もものテスト〉
　それぞれの足を伸ばすために必要な時間を確認する、リラックス度をチェックする方法があります。それはもものテストです。まず、伸ばしたほうの足のももに力を入れてみてください。最初は、ひざのあたりに力が入りますが、その後、3〜5分おきにテストを続けると、力が入る場所が上のほうに移るのがわかります。そして、ももの一番上に力が入ったとき、足が完全にリラックスしたことになるので、足を代えてください。このテストは、一時的に力を入れるだけなので、長く力を入れ続けないようにしてください。

◆手根管症候群とは?

　手根管症候群(しゅこんかんしょうこうぐん)(CTS＝Carpal Tunnel Syndrome)：手の関節には、手根管というトンネル状になった場所があります。その中を通る正中神経が圧迫されて引き起こされる、さまざまな障害を手根管症候群といいます。初期症状は、小指以外の指のしびれ、痛みなどで、症状が進むと知覚異常、筋力低下がみられます。女性に多く発症するといわれています。

　手根管症候群の原因は、一般的な手首やひじの痛みの原因と同じです。体はすべてがつながっていて一体となって機能しているので、手首やひじだけでなく、体のほかの筋肉も再教育し、ほかの関節と筋肉とを本来のバランスのよいつながりに改善すればよいのです。そして、体全体に、ほんの少しでも「動かす」という栄養を与えればすぐによくなります。

　現代医学では、手根管症候群のように、痛みという症状が起きている場所に関する名前を病名としてつけますが、これはとても残念なことです。痛んでいる関節やその周辺だけに注目する痛みの治療には、疑問をもつべきです。体はすべて一体となって相互に関係して動いているので、痛みの原因は、痛みが起きている場所ではなく、まったく離れたところで起きていることがほとんどだからです。

手首と手の痛みのためのE-サイズ

　股関節を柔軟にし、本来の位置に戻して、股関節、肩、頭の位置をまっすぐに配列し、手、手首、ひじ、肩の動的なつながりを再調整するものです。

- 行う回数＆時間：毎朝1回。このメニューにある「❷片足のせタオルでストレッチ（スーパイン・グローイン・ウィズ・タオルズ）」というE-サイズは、人により相当の時間がかかります。ひどく痛む場合は、片足につき45分〜1時間、軽い痛みには、15〜20分行います。
- 行う期間：痛みが軽くなったと感じる状態が、2日以上続くまで、毎日行います。よくなってからも1週間は同じメニューを続け、その後、全体調整のメニュー（P198）に変更します。

❶【人間壁時計】
　E-サイズ名：スタンディング・ウォール・クロック（Standing Wall Clock）

E-サイズのやり方

　このE-サイズは、両腕を3つの位置に動かす姿勢をとります。それぞれの位置に腕を動かしたときに、ひじから肩の骨と肩甲骨がどう動くかに注意をしてください。姿勢3でひじの痛みが増したら途中で中止して、姿勢1と姿勢2だけを数日行います。その後、姿勢3をしてみて痛みがなくなったら1〜3の姿勢をすべて行ってください。

①壁に向いて、左右の足の親指同士を合わせ、内股の状態を保つ。
②姿勢1（写真a）：おでこを壁につけ、両腕をまっすぐ上に伸ばす。
③両手の親指を立て、残り4本の指を第2関節で曲げ（写真b）、壁に手の小指側をつけ、親指を外側に回転させる。ひじをまっすぐにして、腕を肩から回転させる。
④ももを締め、腹筋をゆるめて、この姿勢を1分保つ。
⑤姿勢2（写真c）：腕を広げて斜め45度で止め、この姿勢を1分保つ。
⑥姿勢3（写真d）：腕を肩の高さまで動かし、この姿勢を1分保つ。

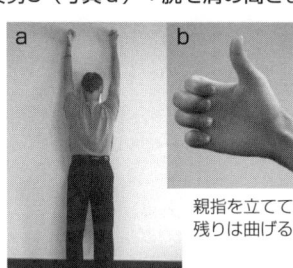

a
b　親指を立てて残りは曲げる
c
d

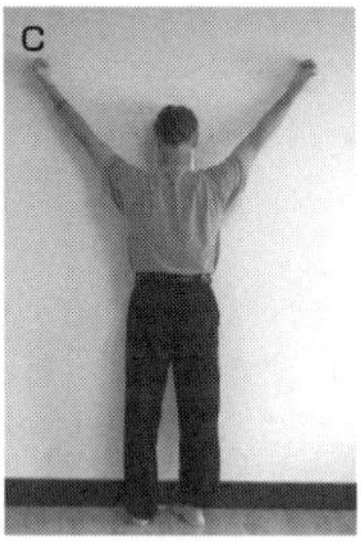

おでこを壁につけ両腕をまっすぐに1分
腕を広げて斜め45度で止め1分
腕を肩の高さまで動かし1分

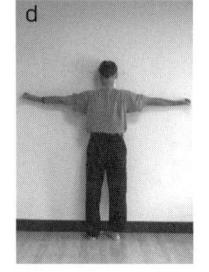

《E-サイズのポイント》
◎姿勢を保っているときには、腹筋をゆるめ、ひじは常にまっすぐにする。
◎どの姿勢のときも、親指を外側に回転させ、両腕を肩からねじった状態を保つ。

手首と手の痛みのためのE-サイズ

❷【片足のせタオルでストレッチ】
E-サイズ名：スーパイン・グローイン・ウィズ・タオルズ
(Supine Groin with Towels)

E-サイズのやり方
①足をのせるための椅子か大きな台と、足首を支えるための台などを用意する。
②タオルを巻いて、7〜10センチくらいの太さにしたものを、2本用意する。
③仰向けに寝て、写真のように、2本のタオルを首と腰の下の隙間に入れる（タオルで首や腰を支えるが、首や腰が床から持ち上がらないように注意）。
④このとき、腰に入れるタオルは、体の幅より長いものにし、ずれないように注意する。
⑤また、左右の足の位置は両股関節と同じ幅で、その直線上に体が曲がらずにしっかりとあるか確認する。
⑥両腕は手の平を上にして、体から45度離して伸ばす。
⑦椅子か台などの上に片足を90度に曲げてのせる。
⑧反対の足はまっすぐ床に伸ばし、足先が外側に向かないように、台などで足の外側を押える。
⑨下記の〈もものテスト〉をして、伸ばした足が完全にリラックスするまでこの姿勢を続け、それから反対の足に移る（最初のうちは、足の付け根の筋肉の緊張が解けるまでに、片足で45分〜60分かかる人もいる）。

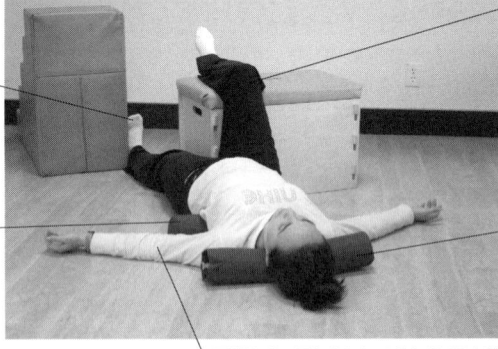

片足を90度に曲げてのせる

反対の足はまっすぐ伸ばし足先が外側に向かないように台などで支える

腰の下にタオル

首の下にタオル

両腕は手の平を上にして体から45度離して伸ばす

〈もものテスト〉
　それぞれの足を伸ばすために必要な時間を確認する、リラックス度をチェックする方法があります。それはもものテストです。まず、伸ばしたほうの足のももに力を入れてみてください。最初は、ひざのあたりに力が入りますが、その後、3〜5分おきにテストを続けると、力が入る場所が上のほうに移るのがわかります。そして、ももの一番上に力が入ったとき、足が完全にリラックスしたことになるので足を代えてください。このテストは、一時的に力を入れるだけなので、長く力を入れ続けないようにしてください。

手首と手の痛みのためのE-サイズ

❸【空気イス】
E-サイズ名：エア・ベンチ
(Air Bench)

E-サイズのやり方
①背中を壁につけて立ち、股関節の幅で足を開く。
②両足の第2と第3の指の間とかかとを結んだ線を左右平行にする。
③お尻を壁につけたまま、足を前に出しながら、少しずつ腰を落としていく。
④椅子に座った格好になったら、かかとに体重をかけて、そのままの姿勢を1〜2分保つ。
⑤このとき、ひざが足先でなく、かかとの真上にくるようにする。肩と腰を壁にぴったりとくっつけることが重要。
⑥このE-サイズのあとは、1分歩き回って体をリラックスさせる。

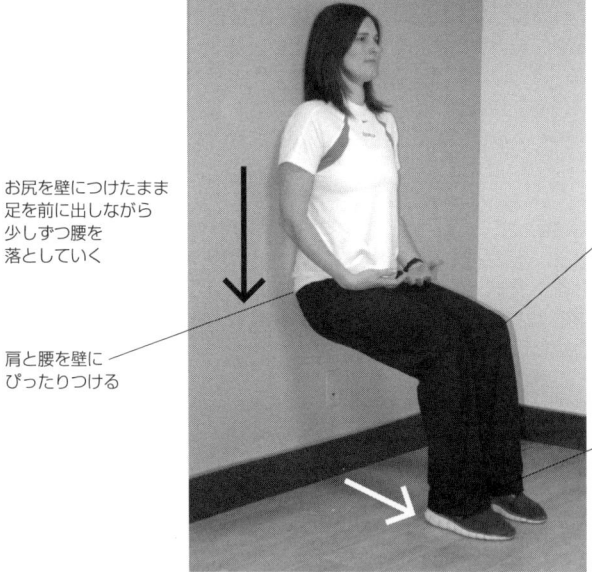

お尻を壁につけたまま
足を前に出しながら
少しずつ腰を
落としていく

肩と腰を壁に
ぴったりつける

ひざがかかとの
真上にくるように

かかとに体重をかけて
そのまま保つ

《E-サイズのポイント》
◎ひざが痛む場合は、少し腰の位置を上げ、ひざにかかる重さを減らす。
◎2分がきつい場合は、数秒からはじめ、まずは1分ぐらいを目標にする。

8　首・頭の痛みを取り去る

◆頭と首の役割

　言うまでもなく、頭は人間の体のなかで一番重要な働きをしています。頭部には、生命維持に欠かせない鼻や口という呼吸器官や、消化器官、体のバランスをとるための三半規管などの主要な器官が組み込まれています。また、五感のうち、視覚、聴覚、嗅覚、味覚をつかさどる器官も備えています。

　そして、首は、この大切な頭を支え、動かし、体の胴体部分とつなげる大切な役割をもっています。ところが、見てわかるように、首には、ほんの少ししか筋肉がありません。つまり、頭を前後左右に動かすのがその役目で、重い物を引っ張り上げるように作られてはいないのです。

◆頭と首の位置の重要性

　頭は、平均で4.5キロの重さがあります。あまり重いとは思わないかもしれませんが、辞書など厚めの本を、手の平にのせて腕を頭の上にまっすぐに伸ばしてみてください。腕が垂直ならば、この重さを支えるのは簡単ですが、腕をちょっと前に傾けると、どんなに重く感じ、筋肉が緊張するかがわかるでしょう。腕が前に傾けば傾くほど、支えられないくらい辛くなります。これが、頭が前に傾いたときに、首に起きている現象なのです。

　ところが、繰り返し説明しているように、狭い範囲でしか体を動かしていない現代の生活では、背骨は本来の理想的なS字カーブではなく、"C"の形のように前に曲がって、丸くなってしまいます。すると、頭の位置はどうなるでしょう？背骨が丸くなることで、本来、肩の真上にあるべき頭は、横から見ると大きく前に飛び出し、まるで床に落っこちそうな状態になってしまうのです。

　その結果、頭蓋骨の下から肩まで（頚椎(けいつい)）が、ほかの体中のどの筋肉よりも、一番少ない筋肉で大変な仕事をすることになります。そのツケが、首の痛み、コリ、めまい、頭痛、顎関節症、耳鳴りなどとして現れます。

　この状態でさらに頭が前にいくと、どうなるでしょう？　背中の上部（胸椎(きょうつい)）までが曲がるため、横隔膜筋が動くために必要な肺の下のスペースをも狭め、呼吸も浅くなり、体全体に、そして、恐ろしいことに脳や目にも影響がでてくるのです。（P128「頭痛は何を訴えているか？」参照）

首のコリと痛みのためのE-サイズ

　間違った使い方をされていた筋肉を再教育すれば、重さを支える関節が正しい位置に戻り、首が曲がった状態は改善されます。以下の順番でE-サイズを行ってください。

- 行う回数&時間：毎朝1回。約20分。
- 行う期間：痛みが軽くなったと感じる状態が、2日以上続くまで、毎日行います。その後、全体調整のメニュー（P198）に変更します。

❶【両足のせリラックス】
E-サイズ名：スタティック・バック
(Static Back)

E-サイズのやり方
①足をのせるための椅子か大きな台を用意する。
②仰向けになり、椅子か台の上に、両足を90度に曲がるようにのせる（90度の角度にならない場合は、椅子や台の上にタオルや座布団などを置いて、足の高さを調節する）。
③ひざと足を股関節の幅に開く。
④両腕は手の平を上にして、体から45度離して伸ばす。
⑤上半身をリラックスさせ、腰が左右平らになるようにする。
⑥腹式呼吸を行いながら、この姿勢を5分保つ。

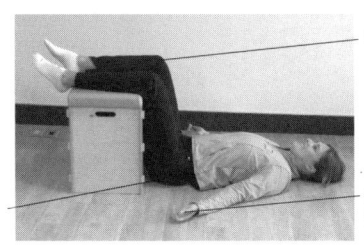

90度
腰が左右平らになるように
手の平を上にして両腕を体から45度離して伸ばす

《E-サイズのポイント》
◎お腹の上にティッシュペーパーを広げて置くか、おもりをのせると、腹式呼吸ができているかどうかを確認できる。

第3章◎自分で行う痛み解消メソッド

首のコリと痛みのためのE-サイズ

❷【かかと下ろし】
E-サイズ名：グラヴィティ・ドロップ
(Gravity Drop)

E-サイズのやり方
①階段や段差のある場所を見つける。
②足が滑らないように気をつけて（靴をはいて行うときは、ゴム底などの滑らない靴をはく）、柱や階段の手すりなどにつかまる。
③階段のふちに足の前半分だけをかけて立ち、かかとを下ろす（写真左、右）。
④このとき、足は股関節の幅に開き、両足の第2と第3の指の間とかかとを結んだ線を左右平行にする。
⑤かかとに体重をかけるようにして、ひざをまっすぐにし、ふくらはぎの筋肉を伸ばす。
⑥肩と股関節とひざが、かかとの真上に来て一直線になることが重要。
⑦この姿勢を、3分保つ。

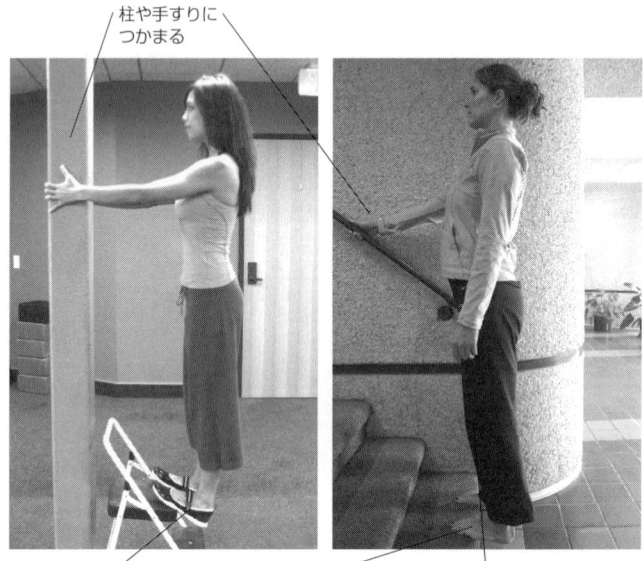

柱や手すりにつかまる

ふちに足の前半分だけをかけて立ち、かかとを下ろす

かかとに体重をかけ、ひざをまっすぐにし、ふくらはぎの筋肉を伸ばす

《E-サイズのポイント》
◎足関節、ひざ関節、股関節、肩関節をまっすぐ垂直に配置することが目的。この4つの関節を垂直にそろえて立たないと意味がなく、単にふくらはぎを伸ばすだけの、本来の目的以外の運動になってしまう。

首のコリと痛みのためのE-サイズ

❸【壁にぴったり両足上げ】
E-サイズ名：スタティック・ウォール
(Static Wall)

E-サイズのやり方
①寝転んだ状態で、両手を広げられるような、壁際の場所を見つける。
②床に仰向けに寝て、壁に沿わせるように両足を上げ、お尻からかかとまでをぴったり壁につける。
③このとき、お尻とひざの後ろの屈曲筋が、できるだけ壁に近づくようにする（この隙間は小さければ小さいほどよい）。
④ひざ、足を股関節の幅で開き、両足の第2と第3の指の間とかかとを結んだ線が左右平行になるようにする。
⑤ももに力を入れ、両方の足先を床のほうに引っ張るように曲げる。
⑥上半身をリラックスさせ、両腕は手の平を上にして、体から45度離して伸ばす。
⑦この姿勢を、3〜5分保つ。

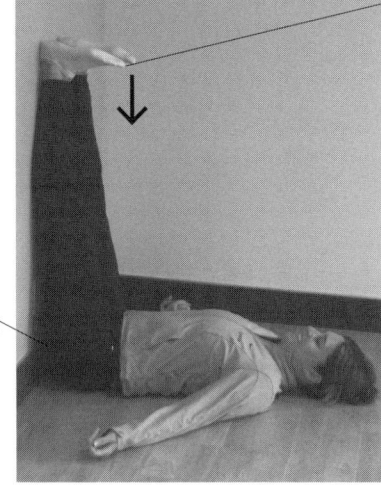

ももに力を入れ両足の先を床のほうに引っ張るように曲げる

はじめは難しいかもしれないが、できるだけお尻からかかとまでをぴったり壁につける

《E-サイズのポイント》
◎背骨が安定して、体がきちんと働くようになると、壁にお尻がより近づくようになる。

❹【直角床座り】
E-サイズ名：シッティング・フロア
(Sitting Floor)

E-サイズのやり方
①背中を壁につけて床に座る。
②両足を股関節の幅に開いて、まっすぐ前に伸ばす。
③両方の肩甲骨を背中の中心に寄せるようにする（写真左）。このときに、肩が上がらないように注意。まず、肩甲骨を寄せてから、肩を下げるとよい。
④ももに力を入れ、ひざの裏をよく伸ばし、足先を自分のほうに引く（写真右）。アキレス腱とふくらはぎが伸びるのを感じる。
⑤腕は両側にたらすか、手の平を上に向け、ももの上に置いてリラックスさせる。
⑥この姿勢を、3〜5分保つ。

背中を壁につけて座る

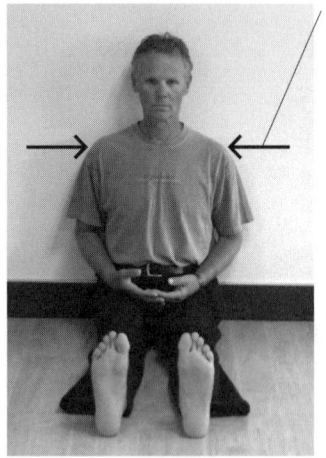

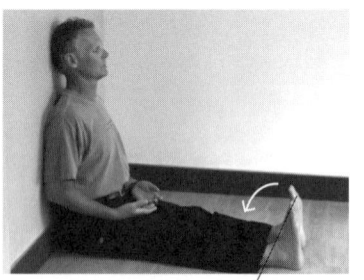

両方の肩甲骨を背中の中心に寄せるようにする

両足を股関節の幅に開いてまっすぐ前に伸ばす

足先を自分のほうに引く

❺【カエルのポーズ】
E-サイズ名：フロッグ
(Frog)

E-サイズのやり方
① 仰向けに寝て、両ひざを曲げる。
② 両腕を手の平を上にして、体から45度離して伸ばす。
③ 曲げたひざを横に開いていき、写真のように、体の中心になる位置で両足の裏を合わせる。
④ このとき、腰のあたりがそって床から離れてもかまわない。背中に少し痛みを感じるくらいまでにして、ひざを無理に下げたりしないこと。
⑤ リラックスしながら、ももの内側と足の付け根（鼠径部）が伸びるのを感じる。
⑥ この姿勢を、1分保つ。

ひざを曲げて開いていく

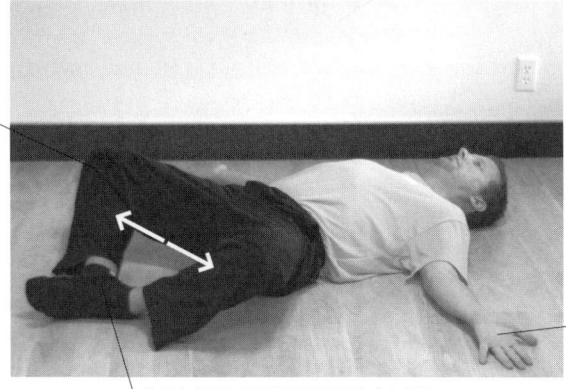

体の中心になる位置で足の裏を合わせる

手の平を上にして伸ばす

《E-サイズのポイント》
◎ 骨盤を安定させながら伸ばすことができる。
◎ 股関節を本来の位置に戻し、左右均等にする効果もある。

コラム 頭が前に出ているかどうかを簡単に見つける方法

子供や自分が壁に自然に背を向けて立ち、肩甲骨を壁につけたとき、頭も壁についていますか？ 意識して頭を後ろに引かない（動かさない）と壁につかない場合、頭は前に出ていることになります。実はこの結果は、子供や自分自身の健康状態を理解するための貴重な情報なのです。

◆頭痛は何を訴えているか？

　私たちの体は驚くほど忍耐強く作られています。機械ならば壊れてしまうような状況でも、"動く"ことができるのです。しかし、この忍耐力は無限ではありません。そこで、私たちが忍耐力を超えたことを知る"警告メッセージ"として、痛みが必要なのです。でも、痛みというメッセージは、誤解されたり、理解されないことがよくあります。

　頭痛や目まいで病院へ行ったのに、たくさんの検査をしても何も発見されずに、エゴスキュー・クリニックに来る人が大勢います。その人たちの多くは、脳のCTスキャンを何度もしています。

　メアリー・ベスという女性は、軽い頭痛か、ひどい偏頭痛でいつも悩まされていました。検査をしても何も原因が見つからず、医者たちは彼女の気のせいだと言いました。エゴスキュー・クリニックに来たときも軽い頭痛がありました。

　彼女は目が少し飛び出ていて、頭の位置を見ると、垂直線から10センチは前に出ていました（P9「理想の基本姿勢」参照）。そして、その日、「首のコリと痛みのためのE-サイズ」（P123参照）をすると、なんと1時間半以内に彼女の3年続いた頭痛はなくなりました。

　しかし、彼女は少しの間、気持ちが悪くなりました。それは、通常、長い間痛みのある状態に甘んじていた人は、突然、その痛みや苦しみが消えると、体全体が混乱してしまい、吐き気やめまい、急に不安になるなどの発作を起こすことがよくあります。まったく痛みのない生活に慣れるのには、少し時間が必要なのです。

　メアリー・ベスの頭痛は、酸素不足が原因だといったら驚きますか？　体全体がまっすぐになっていることは、歩いたり、手を動かすなどの生体力学的な機能のために重要なだけでなく、呼吸のためにも重要なのです。胸椎が前に曲がると、横隔膜筋を押さえてしまいます。横隔膜の手助けなしに、肺は深い呼吸ができません。さらに、メアリー・ベスのように、肩が前に曲がって落ちていると、胸を締めつけることにもなります。この2つが酸素の取り入れをひどく阻害するのです。

　また、姿勢は脳の機能にも直接的に関係しています。実は脳は、体内に入る酸素の40％も使うのです。ですから、上に述べたように、筋肉と骨格のバランスがくずれ、姿勢が歪んでくると、まず、肺が酸素ポンプの役割を能率的に果たせなくなります。しかも、首の筋肉は頭に向かう動脈と隣りあっているため、頭が前に傾くことで、筋肉が酸素の多い新鮮な血液を頭に送り込むことを邪魔してしまうのです。

　そして酸素不足となり、頭痛が起きるのです。私は偏頭痛の持ち主で、頭、首、肩が前に曲っていない人を見たことがありません。

　そのほかに、頭の中には、目のレンズ、瞳孔、虹彩を調節する筋肉もあります。こうした筋肉は、小さくて役割が特殊ですが、ほかの筋肉と同じく、動かすためには適切な量の酸素が必要です。酸素の供給が減ると酸素を運ぶ役目をするヘモグロビンが減り、目の筋肉は焦点を合わせることができなくなってしまうのです。体の歪みを治せば、酸素が十分に供給され、視力も上がり、目も健康になります。目は体のなかで、最も酸素を必要とする器官でもあるのですから。

頭痛のためのE-サイズ

　偏頭痛やほかの頭痛を軽減するために、さあ、体全体に酸素が行きわたるようにしましょう。頭痛に効果のあるE-サイズ・メニューを紹介します。

● 行う回数&時間：毎朝1回。約10分。
● 行う期間：痛みが軽くなったと感じる状態が、2日以上続くまで、毎日行います。その後、全体調整のメニュー（P198）に変更します。

❶【股関節回転矯正ストレッチ】
E-サイズ名：スタティック・エクステンション
（Static Extension）

E-サイズのやり方
① 椅子か台の上にひざをついて、足を股関節の幅に開く。
② まず、ひざの上に腰がくるようにして床に手をつき、ひじをまっすぐに伸ばす。
③ このとき、腕を肩幅に開き、手首の真上に肩がくるようにする。
④ 両手を手の平分ぐらい（10～15センチ）前に進ませ、腰の位置がひざよりも10～15センチぐらい前にくるようにして、頭を下げる。
⑤ 頭と背中、お腹の力をゆるめて、両方の肩甲骨を引き寄せる。背中から腰にかけて、くっきりとカーブができる。
⑥ この姿勢を1～2分保ち、その後リラックスする。

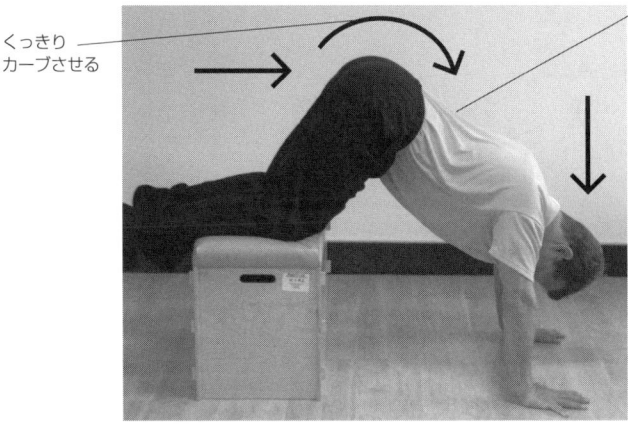

くっきりカーブさせる

頭と背中、お腹の力をゆるめて、両方の肩甲骨を引き寄せる

床に手をつき、ひじをまっすぐに伸ばす

腕を肩幅に開き手首の真上に肩がくるようにする

《E-サイズのポイント》
◎ 上記⑤のとき、背中がまっすぐではなく、きれいにカーブしているかを、誰かに確認してもらうとよい。
◎ 腰が痛む場合は、お尻を後ろに引いて、腰の位置を少しひざに近づけるようにする。

頭痛のためのE-サイズ

❷【両足のせリラックス】
E-サイズ名：スタティック・バック
(Static Back)

E-サイズのやり方
①足をのせるための椅子か大きな台を用意する。
②仰向けになり、椅子か台の上に、両足を90度に曲がるようにのせる（90度の角度にならない場合は、椅子や台の上にタオルや座布団などを置いて、足の高さを調節する）。
③ひざと足を股関節の幅に開く。
④両腕は手の平を上にして、体から45度離して伸ばす。
⑤上半身をリラックスさせ、腰が左右平らになるようにする。
⑥腹式呼吸を行いながら、この姿勢を5分保つ。

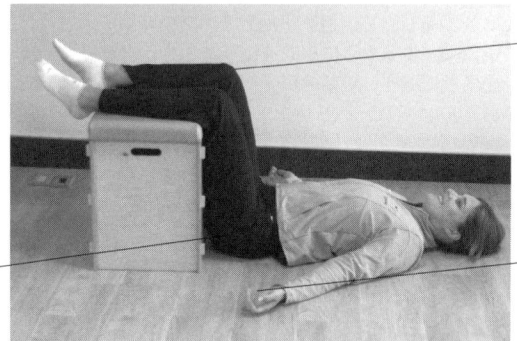

90度

腰が左右平らになるように

手の平を上にして両腕を体から45度離して伸ばす

《E-サイズのポイント》
◎お腹の上にティッシュペーパーを広げて置くか、おもりをのせると、腹式呼吸ができているかどうかを確認できる。

頭痛のためのE-サイズ

❸【空気イス】
E-サイズ名：エア・ベンチ
（Air Bench）

🔲 E-サイズのやり方
①背中を壁につけて立ち、股関節の幅で足を開く。
②両足の第2と第3の指の間とかかとを結んだ線を左右平行にする。
③お尻を壁につけたまま、足を前に出しながら、少しずつ腰を落としていく。
④椅子に座った格好になったら、かかとに体重をかけて、そのままの姿勢を1〜2分保つ。
⑤このとき、ひざが足先でなく、かかとの真上にくるようにする。肩と腰を壁にぴったりとくっつけることが重要。
⑥このE-サイズのあとは、1分歩き回って体をリラックスさせる。

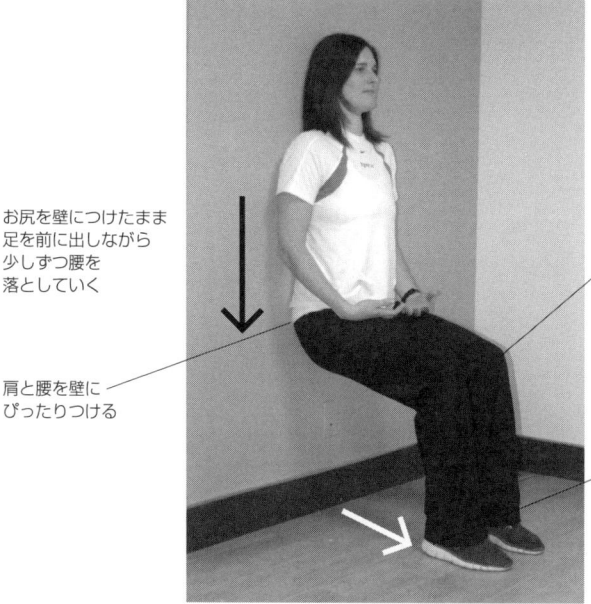

お尻を壁につけたまま
足を前に出しながら
少しずつ腰を
落としていく

ひざがかかとの
真上にくるように

肩と腰を壁に
ぴったりつける

かかとに体重をかけて
そのまま保つ

《E-サイズのポイント》
◎ひざが痛む場合は、少し腰の位置を上げ、ひざにかかる重さを減らす。
◎2分がきつい場合は、数秒からはじめ、まずは1分ぐらいを目標にする。

❹【直角ふんばりポーズ】
E-サイズ名：スクワット
(Squat)

E-サイズのやり方
①ドアノブや柱などに、両腕を伸ばしてつかまる。
②ひざ、足を股関節の幅に開く。
③両足の第2と第3の指の間とかかとを結んだ線を左右平行にする。
④上半身をまっすぐに保ったまま、お尻を突き出すようにして、ひざを徐々に曲げていく。
⑤ひざが90度ぐらいに曲がるまで腰を落とす。
⑥その姿勢を、1分保つ。

上半身まっすぐのまま
お尻を突き出すように
ひざを徐々に曲げていく

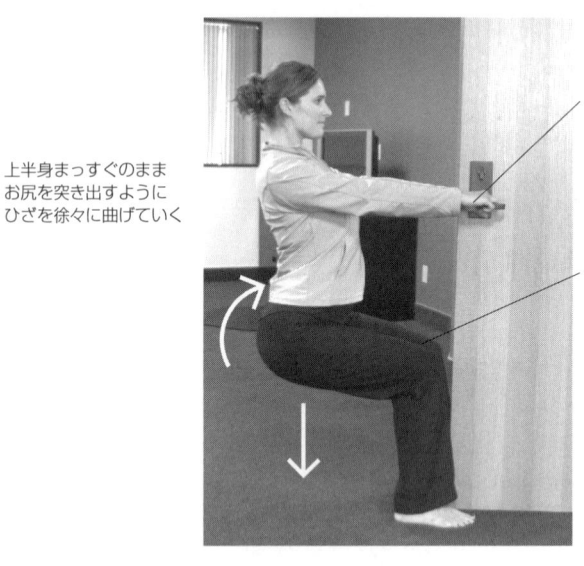

ドアノブや柱に
両腕を伸ばしてつかまる

ひざが90度に曲がるまで
腰を落とす

《E-サイズのポイント》
◎腰に大きなカーブを作ることが重要。

◆目 ま い

　目まいには、さまざまな種類があります。そのなかで、立ち上がったり、寝返りをうったり、上を向いたりするときに、頭の位置が変わることで起きる良性の目まい（頭位性目まい）も、筋肉と骨格のバランスを整えることで効果的に改善できます。

　私たちは、目と内耳を通して位置感覚（物がどこにあるかを認識することで、私たちがどこにいるかを確認すること）を判断します。

　目は、まず、位置確認のポイントとして水平軸を探して、上下、左右、前後を確認します。その一方で、内耳の三半規管は、頭が前に出た場合、中の圧力が変化し、体が坂を下りているのだと判断し、体重が左右どちらかに偏ると、体が傾いていると判断するのです。

　自分で試してみてください。まず、水平な地面をまっすぐ歩いているときに、頭を左に傾けてみます。内耳が脳に、左に傾いた急勾配の坂を歩いていると知らせるので、歩くのがとても難しくなるのに気づくでしょう。目は「ここは水平でまっすぐ歩いている」と伝えますが、同時に内耳は「いや、よく見て！倒れそうだよ！」と訴えているからです。

　人間の場合、目からの情報が優先され、内耳の発言を封じるので、なんとか歩けるでしょう。しかし、このような状態がずっと続き、目と耳からきたシグナルが矛盾して、頭と体が混乱して起きるのが、目まい（頭位性目まい）だと、私たちは考えています。

目まいのためのE-サイズ

　次の4つのE-サイズは、目まいの症状に効果的です。しかし、この本のすべてのE-サイズのメニューのように、これは緊急処置だということを覚えておいてください。体全体の筋肉と骨格の働きを正常に保つためには、全体調整のメニュー（P198参照）を続けることが大切です。

● 行う回数＆時間：毎朝1回。約20分。
● 行う期間：症状が軽くなったと感じる状態が、2日以上続くまで、毎日行います。その後、全体調整のメニュー（P198）に変更します。

❶【かかと下ろし】
E-サイズ名：グラヴィティ・ドロップ
(Gravity Drop)

E-サイズのやり方
①階段や段差のある場所を見つける。
②足が滑らないように気をつけて（靴をはいて行うときは、ゴム底などの滑らない靴をはく）、柱や階段の手すりなどにつかまる。
③階段のふちに足の前半分だけをかけて立ち、かかとを下ろす（写真左、右）。
④このとき、足は股関節の幅に開き、両足の第2と第3の指の間とかかとを結んだ線を左右平行にする。
⑤かかとに体重をかけるようにして、ひざをまっすぐにし、ふくらはぎの筋肉を伸ばす。
⑥肩と股関節とひざが、かかとの真上に来て一直線になることが重要。
⑦この姿勢を、3分保つ。

柱や手すりにつかまる

ふちに足の前半分だけをかけて立ちかかとを下ろす

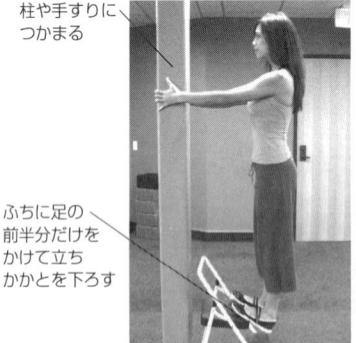

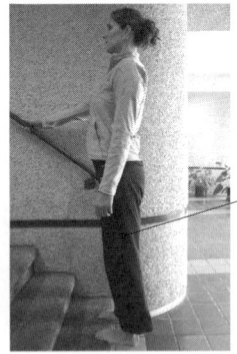

かかとに体重をかけ、ひざをまっすぐにし、ふくらはぎの筋肉を伸ばす

《E-サイズのポイント》
◎足関節、ひざ関節、股関節、肩関節をまっすぐ垂直に配置することが目的。この4つの関節を垂直にそろえて立たないと意味がなく、単にふくらはぎを伸ばすだけの、本来の目的以外の運動になってしまう。

目まいのためのE-サイズ

❷【壁にぴったり両足上げ】
E-サイズ名：スタティック・ウォール
(Static Wall)

E-サイズのやり方
①寝転んだ状態で、両手を広げられるような、壁際の場所を見つける。
②床に仰向けに寝て、壁に沿わせるように両足を上げ、お尻からかかとまでをぴったり壁につける。
③このとき、お尻とひざの後ろの屈曲筋が、できるだけ壁に近づくようにする（この隙間は小さければ小さいほどよい）。
④ひざ、足を股関節の幅で開き、両足の第2と第3の指の間とかかとを結んだ線が左右平行になるようにする。
⑤ももに力を入れ、両方の足先を床のほうに引っ張るように曲げる。
⑥上半身をリラックスさせ、両腕は手の平を上にして、体から45度離して伸ばす。
⑦この姿勢を、3～5分保つ。

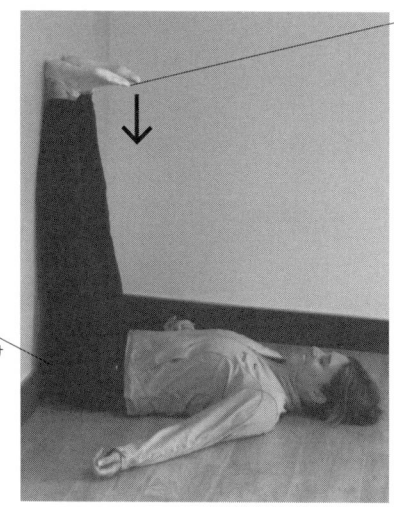

ももに力を入れ
両足の先を床のほうに
引っ張るように曲げる

はじめは難しいかも
しれないが、できるだけ
お尻からかかとまでを
ぴったり壁につける

《E-サイズのポイント》
◎背骨が安定して、体がきちんと働くようになると、壁にお尻がより近づくようになる。

目まいのためのE-サイズ

❸【直角床座り】
E-サイズ名：シッティング・フロア
(Sitting Floor)

E-サイズのやり方

①背中を壁につけて床に座る。
②両足を股関節の幅に開いて、まっすぐ前に伸ばす。
③両方の肩甲骨を背中の中心に寄せるようにする（写真左）。このときに、肩が上がらないように注意。まず、肩甲骨を寄せてから、肩を下げるとよい。
④ももに力を入れ、ひざの裏をよく伸ばし、足先を自分のほうに引く（写真右）。アキレス腱とふくらはぎが伸びるのを感じる。
⑤腕は両側にたらすか、手の平を上に向け、ももの上に置いてリラックスさせる。
⑥この姿勢を、3〜5分保つ。

背中を壁につけて座る

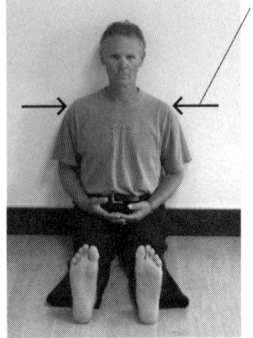

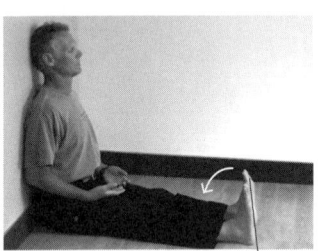

両方の肩甲骨を背中の中心に寄せるようにする

両足を股関節の幅に開いてまっすぐ前に伸ばす

足先を自分のほうに引く

コラム 頭痛、よくつまずく人、耳鳴りの関係

よく、1つの症状を訴えてクリニックに来た人が、エゴスキューのセラピーを受けたら、本人が気づいていないほかの症状が治ることがあります。たとえば頭痛のある人は、自分がすべったり、つまずいたりするのは、自分がおっちょこちょいだからと思っています。けれども、頭痛の本当の原因である体の歪みを解決し、頭痛が治まってくると、つまずいたりすることもなくなってくるのです。

また、耳鳴りは、頭痛、バランスの悪さ、頭位性めまいと関係しています。頭を正しい位置に戻せば解決に向かう可能性があります。耳鳴りは、文字通り内耳が、頭の位置がよくないということを知らせる合図なのです。耳鳴りがあるときには、P134の「目まいのためのE-サイズ」を行ってみてください。

目まいのためのE-サイズ

❹【両足のせリラックス】
E-サイズ名：スタティック・バック
(Static Back)

▶ E-サイズのやり方
①足をのせるための椅子か大きな台を用意する。
②仰向けになり、椅子か台の上に、両足を90度に曲がるようにのせる（90度の角度にならない場合は、椅子や台の上にタオルや座布団などを置いて、足の高さを調節する）。
③ひざと足を股関節の幅に開く。
④両腕は手の平を上にして、体から45度離して伸ばす。
⑤上半身をリラックスさせ、腰が左右平らになるようにする。
⑥腹式呼吸を行いながら、この姿勢を5分保つ。

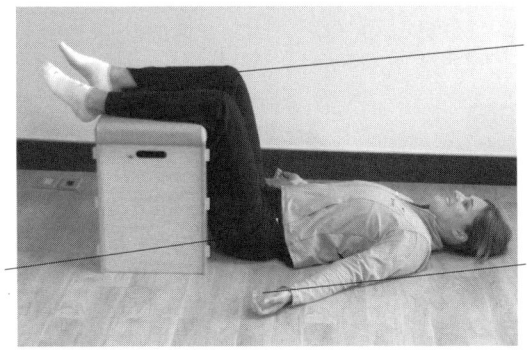

90度
腰が左右平らになるように
手の平を上にして両腕を体から45度離して伸ばす

《E-サイズのポイント》
◎お腹の上にティッシュペーパーを広げて置くか、おもりをのせると、腹式呼吸ができているかどうかを確認できる。

コラム 鼻炎、ちくのう症、鼻アレルギー

頭が前に出ていて、体の重さを支える4対の関節（足関節、ひざ関節、股関節、肩関節）が垂直水平な配列になっていないと、鼻水や鼻汁などの排出作用は止められません。鼻づまりは、頭が本来あるべき後ろの位置に戻れば、おのずとなくなります。鼻の問題がある人も、P134の「目まいのためのE-サイズ」を行ってみてください。

第3章◎自分で行う痛み解消メソッド

顎関節症のためのE-サイズ

　最後に顎関節症を取り上げます。その原因についてはP31で説明したので、ここでは省きます。顎関節症の初期症状は、あごを動かすと音がしたり、口が開けにくくなります。さらにひどくなると、痛みなしには、話すことも、物を噛むこともできなくなります。

　顎関節症のためのE-サイズを紹介します。多くの筋肉群が関係しているので、この順番どおりに行ってください。

●行う回数＆時間：毎朝1回。約15分。
●行う期間：痛みが軽くなったと感じる状態が、2日以上続くまで、毎日行います。その後、全体調整のメニュー（P198参照）に変更します。

❶【座ってクッション】
E-サイズ名：シッティング・ニー・ピロー・スクイーズィズ
（Sitting Knee Pillow Squeezes）

E-サイズのやり方
①椅子と厚さ15センチくらいのクッションを用意する。
②椅子の半分くらいの位置に腰をかける。
③下腹を前に押し出し、お尻を後ろに突き出すようにして腰にカーブを作る。
④ひざと足を股関節の幅に開き、両足の第2と第3の指の間とかかとを結んだ線を左右平行にする。
⑤両肩を後ろに引き、両ひざ、両足が両股関節の直線上に並んでいることを確認する。
⑥両ひざの間にクッションをはさむ。
⑦ももの内側の筋肉を使って、ひざにはさんだクッションをゆっくりと押したり、ゆるめたりする。
⑧これを繰り返し、20回を3セット行う。

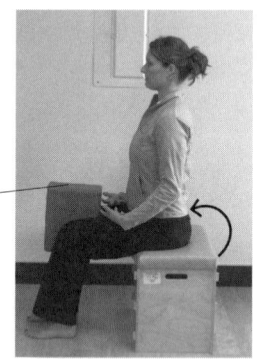

両ひざの間にはさんだクッションを押したりゆるめたりする

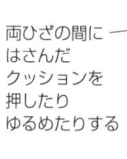

《E-サイズのポイント》
◎上半身をリラックスさせ、腰のカーブを保ち、上記④の足先の向きに注意する。

顎関節症のためのE-サイズ

❷【座ってクッションかかと上げ】
E-サイズ名：シッティング・ヒール・レイズィズ・ウィズ・ピロー
(Sitting Heel Raises with Pillow)

E-サイズのやり方
①椅子と厚さ15センチくらいのクッションを用意する。
②椅子の半分くらいの位置に腰をかける。
③下腹を前に出し腰をそらせ、お尻を後ろに突き出すようにして腰にカーブを作る。
④ひざと足を股関節の幅に開き、両足の第2と第3の指の間とかかととを結んだ線を左右平行にする。
⑤両ひざの間にクッションをはさむ。
⑥ももの内側の筋肉を使って、クッションを両側から軽く押し続ける。
⑦この状態を保ちながら、股関節の前の筋肉を使い、足先を床につけたまま、両足のかかとをゆっくり上げたり、下げたりする。
⑧これを繰り返し、15回を3セット行う。

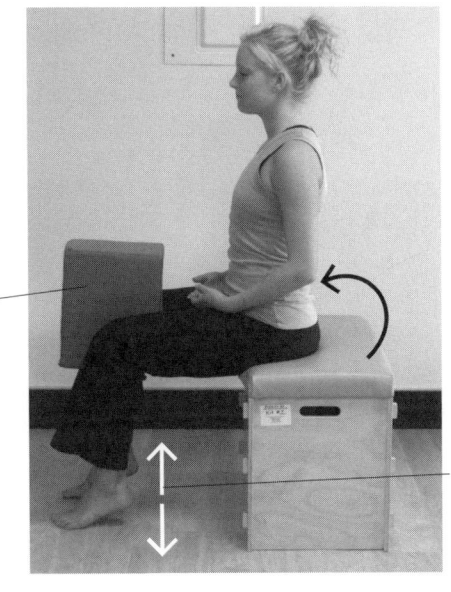

両ひざの間にクッションをはさみ、押し続ける

足先を床につけたまま、両足のかかとをゆっくり上げたり下げたりする

《E-サイズのポイント》
◎ももと足の付け根の筋肉を活性化させるために、非常にゆっくりとソフトに、かかとの上げ下げを行う。

顎関節症のためのE-サイズ

❸【立ってお尻にえくぼ】
E-サイズ名：スタンディング・グリュテアル・コントラクションズ
(Standing Gluteal Contractions)

E-サイズのやり方
①両足を股関節の幅に開いてまっすぐに立ち、両手は体の横に伸ばす。
②両足の第2と第3の指の間とかかとを結んだ線を左右平行にする。
③ももの筋肉や腹筋を使わずに、お尻の筋肉をしめたり（肛門をしめ、お尻にえくぼを作る感じ）、ゆるめたりする（写真左）。
④これを繰り返し、15回を3セット行う。
⑤次に、かかとを動かさずに、足先を左右に開いて（写真右）、同じように15回を3セット行う。
⑥上半身、腹筋、ももは、リラックスさせる。

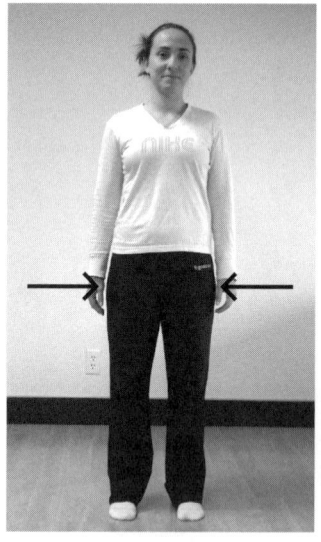

両足を股関節の幅に開いて
まっすぐに立ってお尻の筋肉をしめたり
ゆるめたりする

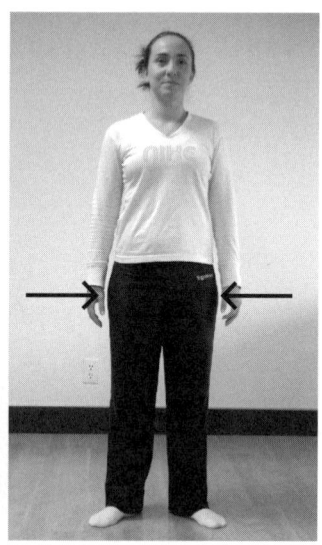

足先を開いて、お尻の筋肉をしめたり
ゆるめたりする

《E-サイズのポイント》
◎手でお尻を触ると、筋肉の動きを確認できる。
◎はじめは難しく感じるが、徐々にできるようになる。

顎関節症のためのE-サイズ

❹【股関節回転矯正ストレッチ】
E-サイズ名：スタティック・エクステンション
(Static Extension)

E-サイズのやり方
①椅子か台の上にひざをついて、足を股関節の幅に開く。
②まず、ひざの上に腰がくるようにして床に手をつき、ひじをまっすぐに伸ばす。
③このとき、腕を肩幅に開き、手首の真上に肩がくるようにする。
④両手を手の平分ぐらい（10～15センチ）前に進ませ、腰の位置がひざよりも10～15センチぐらい前にくるようにして、頭を下げる。
⑤頭と背中、お腹の力をゆるめて、両方の肩甲骨を引き寄せる。背中から腰にかけて、くっきりとカーブができる。
⑥この姿勢を1～2分保ち、その後リラックスする。

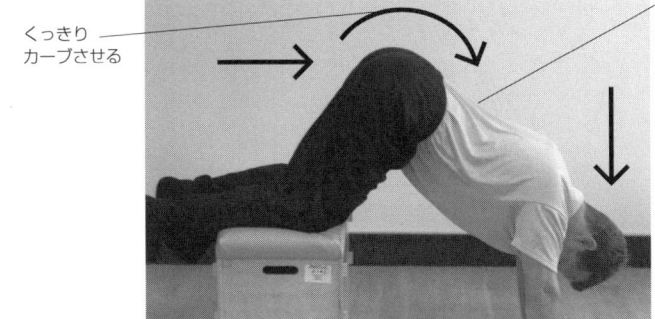

くっきりカーブさせる

頭と背中、お腹の力をゆるめて、両方の肩甲骨を引き寄せる

床に手をつき、ひじをまっすぐに伸ばす

腕を肩幅に開き手首の真上に肩がくるようにする

《E-サイズのポイント》
◎上記⑤のとき、背中がまっすぐではなく、きれいにカーブしているかを、誰かに確認してもらうとよい。
◎腰が痛む場合は、お尻を後ろに引いて、腰の位置を少しひざに近づけるようにする。

顎関節症のためのE-サイズ

❺【壁タオル】
E-サイズ名：ウォール・タオルズ
(Wall Towels)

E-サイズのやり方
①タオルを巻いて、7〜10センチくらいの太さにしたものを、2本用意する。
②壁を背にして、股関節の幅で足を開き、両足の第2と第3の指の間とかかとを結んだ線を左右平行にする。
③かかとを壁から5〜7センチ離し、腰、背中上部、頭を壁につける。
④用意したタオルを、腰と首の後ろに入れる。
⑤この姿勢を、3分保つ。

腰、背中上部、頭を壁につける

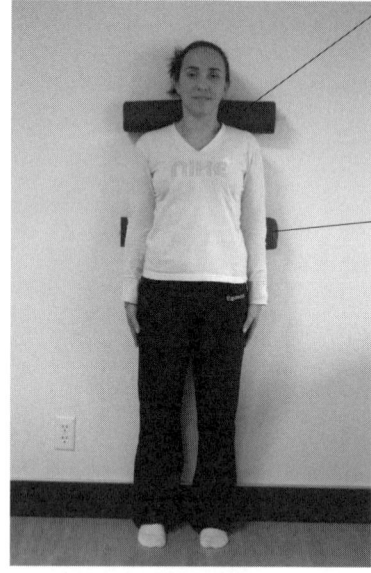

首の後ろにタオルを入れる

腰の後ろにタオルを入れる

かかとを壁から5〜7センチ離す

《E-サイズのポイント》
◎本来のS字カーブを背骨に教えながら、体の重さを支える4対の関節の配列を整える。
◎タオルを首の後ろにはさむことで、頭をまっすぐにし、体を垂直に保つ。

❻【座ってクッション】
シッティング・ニー・ピロー・スクイーズィズ
このメニューにある❶「座ってクッション」（P138）を10回1セット、行います。

顎関節症のためのE-サイズ

❼【座って肩甲骨運動】
E-サイズ名：シッティング・スキャプラー・コントラクションズ
(Sitting Scapular Contractions)

E-サイズのやり方
①椅子の半分くらいの位置に腰をかける。
②ひざと足を股関節の幅に開き、両足の第2と第3の指の間とかかとを結んだ線を左右平行にする。
③下腹を前に押し出し、お尻を突き出すようにして腰にカーブを作る。
④このカーブを保ちながら、頭と両肩を後ろに引き、ゆっくりと両方の肩甲骨を寄せたり、ゆるめたりする。
⑤このとき、左右均等に力を入れ、肩が上がらないように注意する。
⑥これを10回繰り返す。

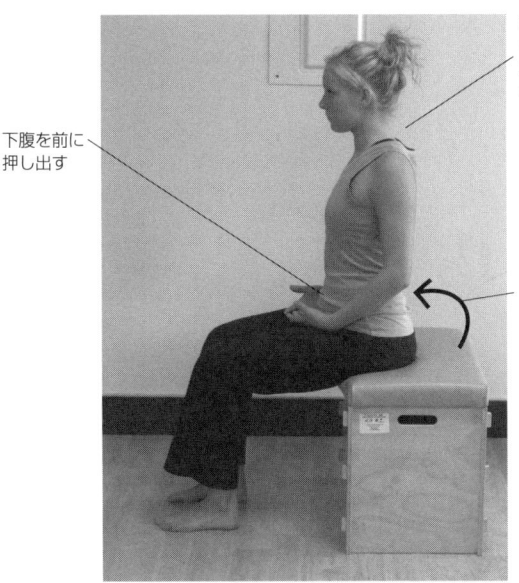

- 下腹を前に押し出す
- 頭と両肩を後ろに引きゆっくりと両方の肩甲骨を寄せたりゆるめたりする
- お尻を突き出すようにして腰にカーブを作る

第3章◎自分で行う痛み解消メソッド

❽【空気イス】

E-サイズ名：エア・ベンチ
（Air Bench）

E-サイズのやり方
①背中を壁につけて立ち、股関節の幅で足を開く。
②両足の第2と第3の指の間とかかとを結んだ線を左右平行にする。
③お尻を壁につけたまま、足を前に出しながら、少しずつ腰を落としていく。
④椅子に座った格好になったら、かかとに体重をかけて、そのままの姿勢を2～3分保つ。
⑤このとき、ひざが足先でなく、かかとの真上にくるようにする。肩と腰を壁にぴったりとくっつけることが重要。
⑥このE-サイズのあとは、1分歩き回って体をリラックスさせる。

お尻を壁につけたまま
足を前に出しながら
少しずつ腰を落としていく

肩と腰を壁に
ぴったりつける

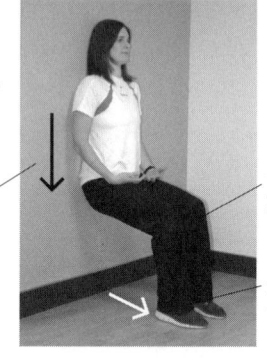

ひざがかかとの
真上にくるように

かかとに体重をかけて
そのまま保つ

《E-サイズのポイント》
◎ひざが痛む場合は、少し腰の位置を上げ、ひざにかかる重さを減らす。
◎2分がきつい場合は、数秒からはじめ、まずは1分ぐらいを目標にする。

コラム 動きが足りない子どもたち：恐ろしい将来

　昔も、体の成長が早いために、頭が前に出て、肩が丸まっている（肩猫背で）不自然な体型の10代の子供はいました。しかし、当時は、今よりもずっと体を動かす機会が多かったので、すぐに姿勢を整える筋肉が発達し、健全な姿勢に戻りました。
　ところが、近頃の10代は、健全な筋肉と骨格の成長や、その機能を発達させるのに、十分な刺激がなく、動かない環境のなかで骨格だけが早いスピードで成長してしまいます。そのため、姿勢を整える筋肉の成長が、体の成長の早さについていけません。背骨のS字カーブは、本来ならば生涯続くようにできていますが、今や10代の早い時期に失われつつあります。筋肉や骨格の機能の衰えが低年齢化し、60歳ではなく16歳で、すでに頭が前に出てきてしまうのです。このように、実に恐ろしいことが、最近の子どもたちに起こりはじめています。

第4章
スポーツでの痛み解消と運動能力アップ

◆痛みなくスポーツをするには
　この章では、痛みなく快適にスポーツを行い、自分のもつ運動能力を最大限に発揮できるよう、体を本来の筋肉と骨格に再調整するE-サイズを紹介します。

　筋肉と骨格がアンバランスなままの機能していない体でスポーツをすると、そのツケを不調や痛みで払うことになります。普通、スポーツをする人たちにとって、痛みやうずきは「ほどほどにしたら？」という合図と思われています。それはプロ、アマ問いません。
　しかし、私に言わせてもらえば、このアドバイスは砂漠で迷い、渇きで死にそうな人に、「水は少なめに飲んだほうがいい」と言うようなものです。私たちは、動かなければ死んでしまうのです。体を健全に保つために必要な、「動く」という刺激がほとんどなくなっている現代の生活では、動きをもっと減らしなさいというアドバイスは、死刑を宣告しているようなものです。

　現代の生活における、体全体をほとんど使わないデスクワーク中心の文化では、とにかくどんな動きであっても、動かないよりはずっと有益です。動くことは、筋肉と骨格に刺激を与え続けることであり、呼吸器系、循環器系、神経系、消化器系、代謝、気の循環にまで影響するからです。私たちが体を動かすことを避けたり、減らしたりすると、徐々に体全体の働きが悪くなり、ますます動けなくなるという悪循環に陥ります。

　現代人の動きは、ひいおばあちゃんの時代のほぼ3分の1以下に減っていると、私は分析しています。正確に計算することは難しいですが、現代のライフスタイルは、テレビの前に座っている、車に乗っているという、動かない時間のほうが圧倒的に多いので、体を動かすためにはほかの方法を見つけなければなりません。洗濯機を使わずに、手でゴシゴシと洗うなどの仕事の代わりに、スポーツをするというのも1つの方法ですが、現実の生活ではそう簡単にはいかないものです。

◆ゴルフ界のスーパースターの将来
　ゴルフは人気があるスポーツですが、それには2つの理由があります。1つは、「本能的にどうしても体を動かす必要があることを感じているから」。いつも座ってばかりいる体型のくずれた人たちや、ほかのスポーツで負ったケガから回復中の人たちにとっては、適度な運動に見えるゴルフは、確かに完璧な「スポーツ」のようです。

　2つめの理由は、「ゴルフはあまり体を使わないから」。一見すると、ゴルフはほかのスポーツに比べ、走る、ジャンプするなどの必要もなく、激しい運動には見えないため、体を使わないように思えますが、実はバランスのとれた、強い体を必要とします。誰でも準備なしにプレーするとうまくいかず、痛みがでやすいスポーツなのです。

　30～40年前のゴルフ雑誌や本では、体の痛みとその予防法についての記事はたまにしかありませんでした。でも、今では、ごく普通のテーマです。これは、健康についての関心が高まり、エリートのスポーツだったゴルフが大衆化したことが理由で

もありますが、体が痛むのはあきらかにゴルフのせいだと不満を言うプレーヤーが増えたからです。

　ゴルフ界のスーパースターであるタイガー・ウッズは、おそらく腰か肩の問題で、ある時期にゴルフ人生に終りがくるでしょう。ウッズの父親は、ほかの子どもがテレビの前にいるときもウッズをコースに出していましたが、ゴルフ以外の生活は普通の人と同じで、車にも乗るし、教室で椅子に座って授業を受けてきたので、毎日の生活で「動き」という刺激を、バランスよく十分に受けていません。

　ここまでこの本を読んできたあなたなら、タイガーの右肩が前に出ていて、左肩より低いことに気づくかもしれません。タイガーは、ゴルフボールを打つために、体の左側ではなく右側の筋肉と関節を使ってきました。つまり、左肩の筋肉と関節は正しく使われていません。体をバランスよく動かすための刺激が生活環境になく、ゴルフコースにもないので、この状態が続き、体全体に必要な正しい動きを加えることをしなければ、いつか体に痛みがでてくるでしょう。

　この点では、タイガー・ウッズは、週末にだけボールを打つ一般のゴルファーと同じなのです。ほとんどすべてのゴルファーが、歪んだ体のままゴルフをしています。

　　　　　　　　＊＊＊＊＊＊＊＊＊＊＊＊＊＊＊＊＊

　これから、人気のあるスポーツ別に、運動をすることで起きやすい体の問題や痛みのためのE-サイズ・メニューを紹介します。もし痛みを感じたら、プレーの前後に、そのスポーツ用のE-サイズを行ってください。もちろん、これらのE-サイズはスポーツをする前の準備運動としても最適です。このほか、エゴスキュー・クリニックで自分用の個人メニューを作ってもらい、自分の体の歪みを治していくと、ゲーム中の自分のパフォーマンスが大きく違ってくることに、驚き、感激することでしょう。

コラム　道具の進化にまどわされないように

　ゴルフとテニスがよい例ですが、両スポーツとも道具の進化により、20年前より、ボールをより強く、しかも正確に打てるようになりました。ネットをすれすれで越える猛烈なサーブでサービスエースをとったり、フェアウェイにゴルフボールをまっすぐ飛ばすことが、以前よりずっと簡単になったのです。このスピードや飛距離、正確さの進歩は、プレーヤーの能力にはほとんど関係がありません。反対に、この素晴らしく進化した道具は、プレーヤーの体の能力が落ちても、プレーができるように作られているのです。ですから、新しいクラブやラケットがあってもなくても、体がアンバランスのままであれば、いずれ痛みはでてきます。

ゴルフ

ひざ、腰、ひじ、肩に痛みがあるゴルファーのための、5つのE-サイズを紹介します。

❶【両腕グルグルまわし】
E-サイズ名：スタンディング・アーム・サークルズ
(Standing Arm Circles)

E-サイズのやり方
①足を股関節の幅に開き、両足の第2と第3の指の間とかかとを結んだ線を左右平行にして立つ。
②両腕を体の脇から肩の高さまで上げ、親指を前方に向けて伸ばし、残る4本の指を第2関節で曲げる（写真b）。
③手の平を下に向けた状態で、肩甲骨を寄せるようにして、腕を親指が向いている方向（前方）に、15センチくらいの直径の円を描くように50回まわす（写真a）。
④次に、手の平をそのまま上に向け、親指が指す方向（後方）に向けて、同じように50回まわす（写真c）。

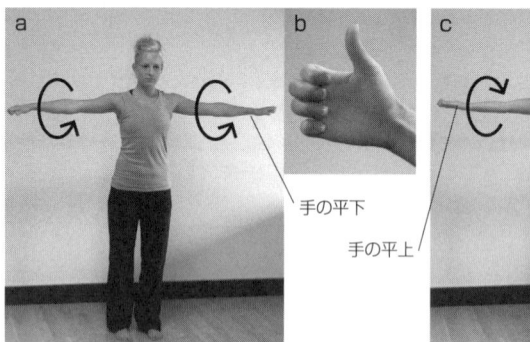

a 手の平を下に向けて、肩甲骨を寄せながら、親指の向いた方向に腕をまわす

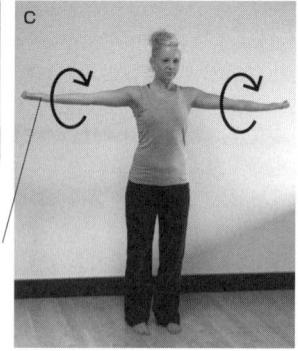

b 手の平下

c 手の平を上に向けて、肩甲骨を寄せながら、親指の向いた方向（後方）に腕をまわす

手の平上

《E-サイズのポイント》
◎常に足先を正面に向け、肩甲骨を寄せることに注意する。
◎鏡の前で行うと、左右対称に腕をまわせているかなどを、自分で確認しやすい。

ゴルフ

❷【ひじの開閉運動】
E-サイズ名：スタンディング・エルボー・カールズ
(Standing Elbow Curls)

E-サイズのやり方
①足を股関節の幅に開き、両足の第2と第3の指の間とかかとを結んだ線を左右平行にして立つ。
②両腕を肩の高さまで上げ、ひじを曲げて、手の平を正面に向け、こめかみのあたりに置く（写真a）。
③このとき、親指を真下に向け、残る4本の指を第2関節から曲げる（写真b）。
④この体勢から、顔の正面で両ひじを合わせる（写真c）。
⑤腕を開いたり、閉じたりという動作を、深呼吸をしながら、25回繰り返す。

手の平を正面に向けこめかみあたりに置く

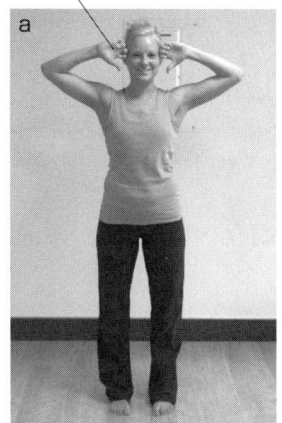

顔の正面で両ひじを合わせる。腕を開いたり、閉じたりを深呼吸しながら25回

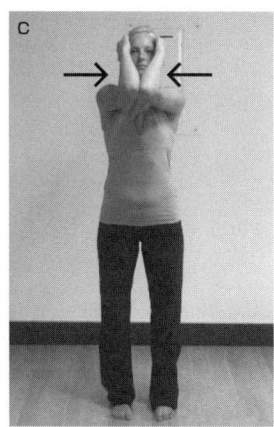

a

c

b

親指を真下に向ける

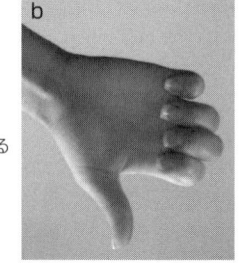

《E-サイズのポイント》
◎腕を開いたり、閉じたりするときに、頭が前後に動いてしまう人は、かかと、腰、背中上部、頭を壁につけて、頭が動かないようにして行う。
◎肩の蝶番（ちょうつがい）としての機能を高める。

ゴルフ

❸【天まで届けポーズ】
E-サイズ名：スタンディング・オーバーヘッド・エクステンション
(Standing Overhead Extension)

E-サイズのやり方
①足を股関節の幅に開き、両足の第2と第3の指の間とかかとを結んだ線を左右平行にして立つ。
②両手を組んで手の平を天井に向け、できるだけ上に伸ばす。
③このとき、ひじをまっすぐ伸ばし、顔を上げて手の甲を見ることが重要。
④この姿勢を、1分保つ。

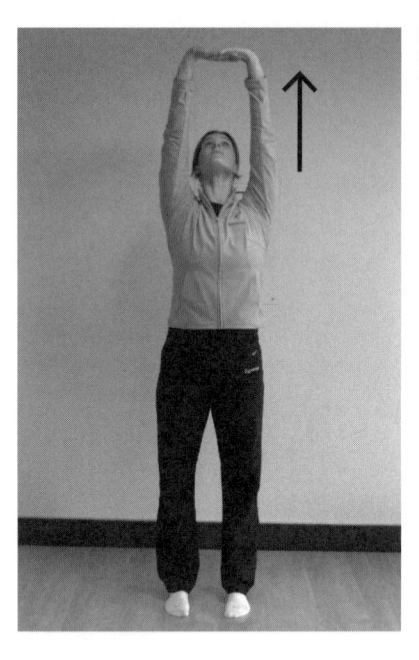

両手を組んで
手の平を天井に向け
できるだけ上に伸ばす

《E-サイズのポイント》
◎組んだ手が頭の真上にくるように、体を後ろに倒さないように注意する。
◎腹筋をリラックスさせ、手、肩、体を一直線に伸ばす。

ゴルフ

❹【床上上半身ひねり】
E-サイズ名：アッパー・スパイナル・フロア・ツイスト
(Upper Spinal Floor Twist)

E-サイズのやり方
①床に体の右側を下にして横になる。
②両足をそろえ、腰、ひざをそれぞれ90度に曲げ、重ねる（写真上）。
③両手の平を合わせて肩の高さでまっすぐ伸ばして、床につける。
④上になった左手を、右肩と同じ高さで真後ろに回転させ、手の甲をできるだけ床に近づける。
⑤顔は、目で左手を追いながら同じほうへ向ける（写真下）。このとき、左肩が床につかなくてもいいので、そこで深呼吸をする。肩に違和感を感じる場合は、肩が楽になる位置に腕を動かす。
⑥両ひざをきちんと重ねて、動かないように右手でひざを押さえる。
⑦この姿勢を1分保ったのち、息をはきながら、左手を右手に重ね、元の姿勢に戻る。
⑧反対側も同じように行う。

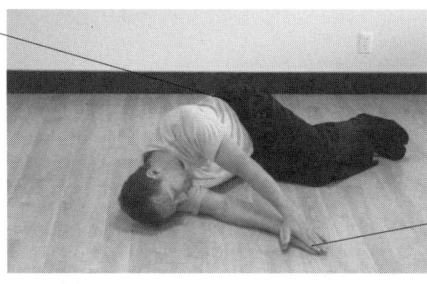

腰、ひざを
90度に曲げ
両足を重ねる

両手の平を合わせて、
まっすぐ伸ばして
床につける

上になった左手を
真後ろに回転させ、
手の甲をできるだけ
床に近づける

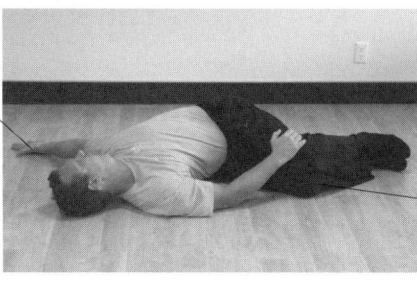

両ひざをきちんと
重ねて、ずれないように
片方の手で押さえる

《E-サイズのポイント》
◎はじめる前は両肩と両腕を同じ高さにそろえる。
◎腹式呼吸を続けると、最初は床につかなかった肩や腕が、自然にどんどん下がっていくのに気づく。

第4章◎スポーツでの痛み解消と運動能力アップ

ゴルフ

❺【猫と犬】
E-サイズ名：キャッツ・アンド・ドッグス
（Cats and Dogs）

E-サイズのやり方
①床に四つんばいになる。
②両手を肩幅に開き、両ひざから足先を股関節の幅で平行にする。
③このとき、体重は手とひざに均等にかける。
④猫（写真左）：猫が背中を丸めるように、首から腰までをゆっくりと弓なりにする。
⑤背中を天井に向かって、できるだけ押し上げ、首と腰を下げる。頭を下げているときは、おへそのほうを見る。
⑥犬（写真右）：続いて、猫の体勢から、ゆっくりと頭を上げ、おへそを床に向かって、できるだけ押し下げる。
⑦このとき、肩甲骨を上げないように注意しながら、中央へ寄せる。
⑧大きく呼吸をしながら、この2つの動きを、ゆっくりと10セット繰り返す。

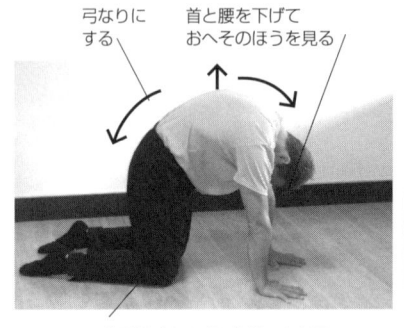

弓なりにする
首と腰を下げておへそのほうを見る
ゆっくり頭を上げ、おへそを床に向かって押し下げる

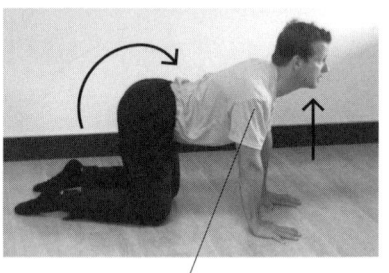

体重は手とひざに均等にかける
肩甲骨を上げないように注意しながら中央に寄せる

《E-サイズのポイント》
◎肩と股関節に体重をかけて、腰、背骨、肩、首の調和をはかる。
◎動作中は、肩が前や後ろに動かないように注意する。また、ひじを曲げないようにする。

テニス/ハンドボール/ラケットを使うスポーツ

　テニスなどのラケットを使うスポーツや、ハンドボールは、手首、ひじ、肩に悪いと思われていますが、そうではありません。こうしたスポーツをすることで、すでに体全体が歪んでいるプレーヤーは、このような運動をしない人が、いつかは家や仕事場で出合うであろう体が歪んでいるという警告メッセージを「痛み」という形で、早めに教えてもらえているのです。

　これらのスポーツにおける、手首、ひじ、肩の痛みに効果のある、5つのE-サイズを紹介します。

❶【カエルのポーズ】
　E-サイズ名：フロッグ
　（Frog）

E-サイズのやり方
①仰向けに寝て、ひざを曲げる。
②両腕を手の平を上にして、体から45度離して伸ばす。
③曲げたひざを横に開いていき、写真のように、体の中心になる位置で両足の裏を合わせる。
④このとき、腰のあたりがそって床から離れてもかまわない。背中に少し痛みを感じるくらいまでにして、ひざを無理に下げたりしないこと。
⑤リラックスしながら、ももの内側と足の付け根（鼠径部）が伸びるのを感じる。
⑥この姿勢を、1分保つ。

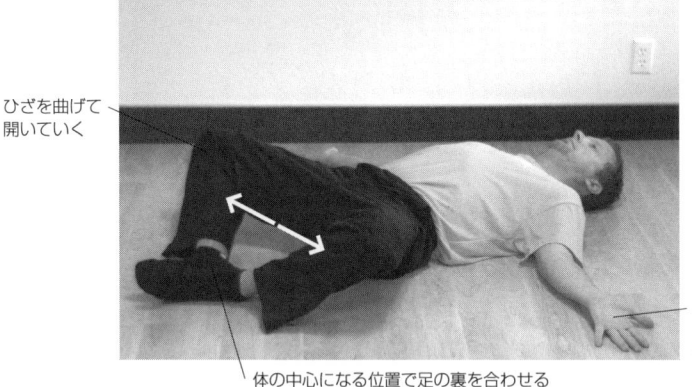

ひざを曲げて開いていく

手の平を上にして伸ばす

体の中心になる位置で足の裏を合わせる

《E-サイズのポイント》
◎骨盤を安定させながら伸ばすことができる。
◎股関節を本来の位置に戻し、左右均等にする効果もある。

テニス/ハンドボール/ラケットを使うスポーツ

❷【足首回し・曲げ伸ばし】
E-サイズ名：スーパイン・フット・サークルズ・アンド・ポイント・フレクシィーズ
(Supine Foot Circles and Point Flexes)

▸ E-サイズのやり方
■足首回し　フット・サークルズ
① 床に仰向けに寝て、両足を股関節の幅に開き、まっすぐに伸ばす。
② 右足の足先をひざのほうへ引っ張るように曲げ、ももの筋肉を引き締める。
③ 左足を胸のほうへ引き上げ、両手で曲げた足のひざの後ろをしっかりとつかむ。
④ この姿勢のまま、曲げた左足のひざを動かさずに、足首を時計まわりに20回（できれば40回）、できるだけ大きくまわす。
⑤ 次に、逆方向に20回（できれば40回）、足首をまわす。

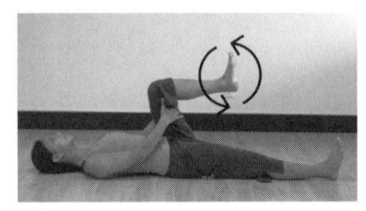

両手で、曲げた足の
ひざの後ろをつかむ
足首を時計まわりに20回
逆方向に20回
大きくまわす

■足首曲げ伸ばし　ポイント・フレクシィーズ
⑥ 足首を両方向にまわした（上記⑤の）あと、同じ姿勢のまま、足先を前後させる。
⑦ まず、足先をすねのほうへしっかり引く。次に逆方向へ足が一直線になるように足先を遠くへ伸ばす。
⑧ これを10回（できれば20回）、繰り返す。
⑨ 足を代えて、①〜⑧を同じように行う。

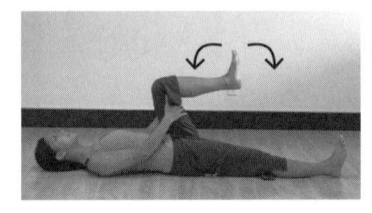

足先を10回前後させる

《E-サイズのポイント》
◎ 曲げた足のひざは動かさず、ゆっくり、しっかり足首だけを動かすことが重要。
◎ 伸ばした側の足は床につけたまま、足先をしっかり引いた状態を保つ。
◎ 簡単そうにみえるが、特にガニ股で歩く人には難しい。

❸【床上上半身ひねり】
E-サイズ名：アッパー・スパイナル・フロア・ツイスト
(Upper Spinal Floor Twist)

E-サイズのやり方
①床に体の右側を下にして横になる。
②両足をそろえ、腰、ひざをそれぞれ90度に曲げ、重ねる（写真上）。
③両手の平を合わせて肩の高さでまっすぐ伸ばして、床につける。
④上になった左手を、右肩と同じ高さで真後ろに回転させ、手の甲をできるだけ床に近づける。
⑤顔は、目で左手を追いながら同じほうへ向ける（写真下）。このとき、左肩が床につかなくてもいいので、そこで深呼吸をする。肩に違和感を感じる場合は、肩が楽になる位置に腕を動かす。
⑥両ひざをきちんと重ねて、動かないように右手でひざを押さえる。
⑦この姿勢を1分保ったのち、息をはきながら、左手を右手に重ね、元の姿勢に戻る。
⑧反対側も同じように行う。

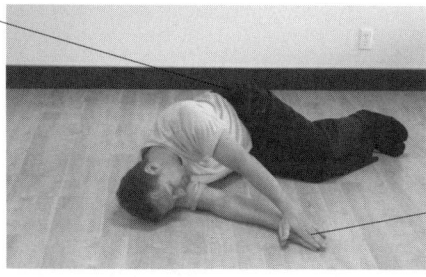

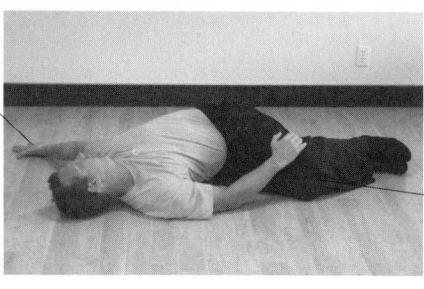

腰、ひざを90度に曲げ両足を重ねる

両手の平を合わせて、まっすぐ伸ばして床につける

上になった左手を真後ろに回転させ、手の甲をできるだけ床に近づける

両ひざをきちんと重ねて、ずれないように片方の手で押さえる

《E-サイズのポイント》
◎はじめる前は両肩と両腕を同じ高さにそろえる。
◎腹式呼吸を続けると、最初は床につかなかった肩や腕が、自然にどんどん下がっていくのに気づく。

テニス/ハンドボール/ラケットを使うスポーツ

❹【猫と犬】
E-サイズ名：キャッツ・アンド・ドッグス
(Cats and Dogs)

E-サイズのやり方
①床に四つんばいになる。
②両手を肩幅に開き、両ひざから足先を股関節の幅で平行にする。
③このとき、体重は手とひざに均等にかける。
④猫（写真左）：猫が背中を丸めるように、首から腰までをゆっくりと弓なりにする。
⑤背中を天井に向かって、できるだけ押し上げ、首と腰を下げる。頭を下げているときは、おへそのほうを見る。
⑥犬（写真右）：続いて、猫の体勢から、ゆっくりと頭を上げ、おへそを床に向かって、できるだけ押し下げる。
⑦このとき、肩甲骨を上げないように注意しながら、中央へ寄せる。
⑧大きく呼吸をしながら、この2つの動きを、ゆっくりと10セット繰り返す。

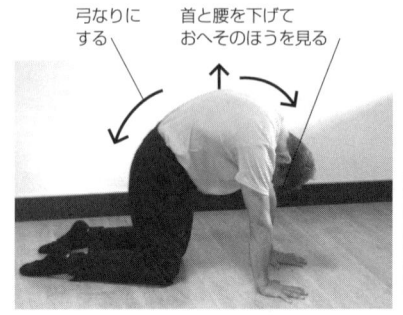

弓なりにする
首と腰を下げておへそのほうを見る
ゆっくり頭を上げ、おへそを床に向かって押し下げる

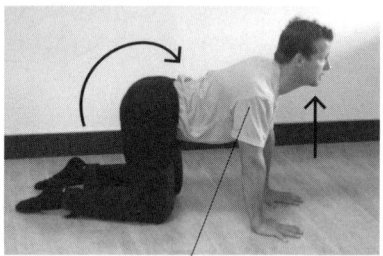

体重は手とひざに均等にかける

肩甲骨を上げないように注意しながら中央に寄せる

《E-サイズのポイント》
◎肩と股関節に体重をかけて、腰、背骨、肩、首の調和をはかる。
◎動作中は、肩が前や後ろに動かないように注意する。また、ひじを曲げないようにする。

テニス/ハンドボール/ラケットを使うスポーツ

❺【人間三角】
E-サイズ名：ダウンワード・ドッグ
(Downward Dog)

E-サイズのやり方
①床に四つんばいになり、左ページにある【猫と犬】の犬の形を作る。（ひじをまっすぐに伸ばし、肩甲骨をできるだけ寄せ、おへそを床につけるように押し下げる）。
②足先を立て（写真上）、この犬の姿勢を保ちながら、ゆっくりとひざを離し、腰を上げ、体重を両手と両足で支える。
③このとき、ももを引き締め、ひざを伸ばし、下の写真のように腰が一番高くなるまで押し上げて、体を三角形にする。
④このままの姿勢を、1分保つ。
⑤このとき、息を止めずに呼吸をするよう意識する。

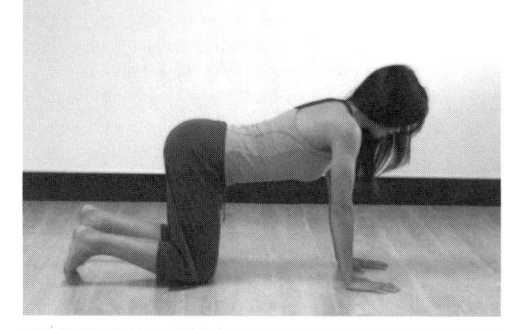

足先を立て、
犬の姿勢を保つ

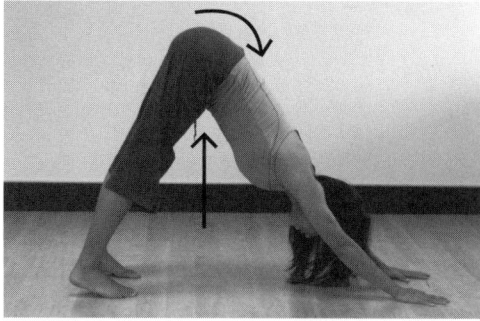

ゆっくりとひざを
離し、腰を上げ、
体重を両手と両足
で支える

《E-サイズのポイント》
◎ひざを曲げないこと。犬の姿勢のまま、腰にカーブを作ることが重要。
◎床にかかとをつけるのが目標。ただし、この体勢になっても床につかない場合は、無理をしないこと。かかとが床につくまで、数日から数週間かかることもある。

スキー/クロスカントリー/スノーボード

　現在のスキーブーツは、スキーをコントロールしやすいように、スキーヤーの股関節、足、ひざ、足首を伸ばした状態に固定します。しかし、多くのスキーヤーたちは体が歪み曲がっているので、スキーブーツをはくと、もともと不健全な関節にひどいストレスをかけることになります。

　これらのスポーツによる、慢性的なひざの痛みには、次のE-サイズを行ってください。

❶【座ってクッション】
E-サイズ名：シッティング・ニー・ピロー・スクイーズィズ
(Sitting Knee Pillow Squeezes)

E-サイズのやり方
①椅子と厚さ15センチくらいのクッションを用意する。
②椅子の半分くらいの位置に腰をかける。
③下腹を前に押し出し、お尻を後ろに突き出すようにして腰にカーブを作る。
④ひざと足を股関節の幅に開き、両足の第2と第3の指の間とかかとを結んだ線を左右平行にする。
⑤両肩を後ろに引き、両ひざ、両足が両股関節の直線上に並んでいることを確認する。
⑥両ひざの間にクッションをはさむ。
⑦ももの内側の筋肉を使って、ひざにはさんだクッションをゆっくりと押したり、ゆるめたりする。
⑧これを繰り返し、10回を4セット行う。

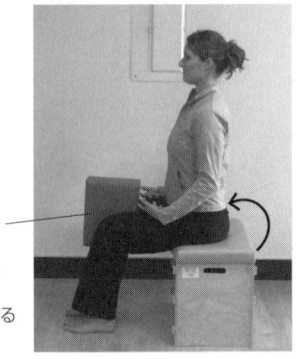

両ひざの間にはさんだクッションを押したりゆるめたりする

《E-サイズのポイント》
◎上半身をリラックスさせ、腰のカーブを保ち、上記④の足先の向きに注意する。

スキー/クロスカントリー/スノーボード

❷【股関節回転矯正床ストレッチ】
E-サイズ名:スタティック・エクステンション・ポジション
(Static Extension Position)

E-サイズのやり方
① 腕を肩幅に開き、四つんばいになる。
② このとき、床についた手首の真上に肩がくるようにする。
③ 足を股関節の幅に開き、両手を手の平分ぐらい(10～15センチ)前に進ませ、腰の位置をひざよりも10～15センチくらい前にくるようにする。
④ 肩甲骨を寄せ、ひじをまっすぐに伸ばし、手首の真上に肩がくるように注意。
⑤ お尻を突き出すようにして腰にカーブを作り、頭を下げる。
⑥ この姿勢を、1分保つ。

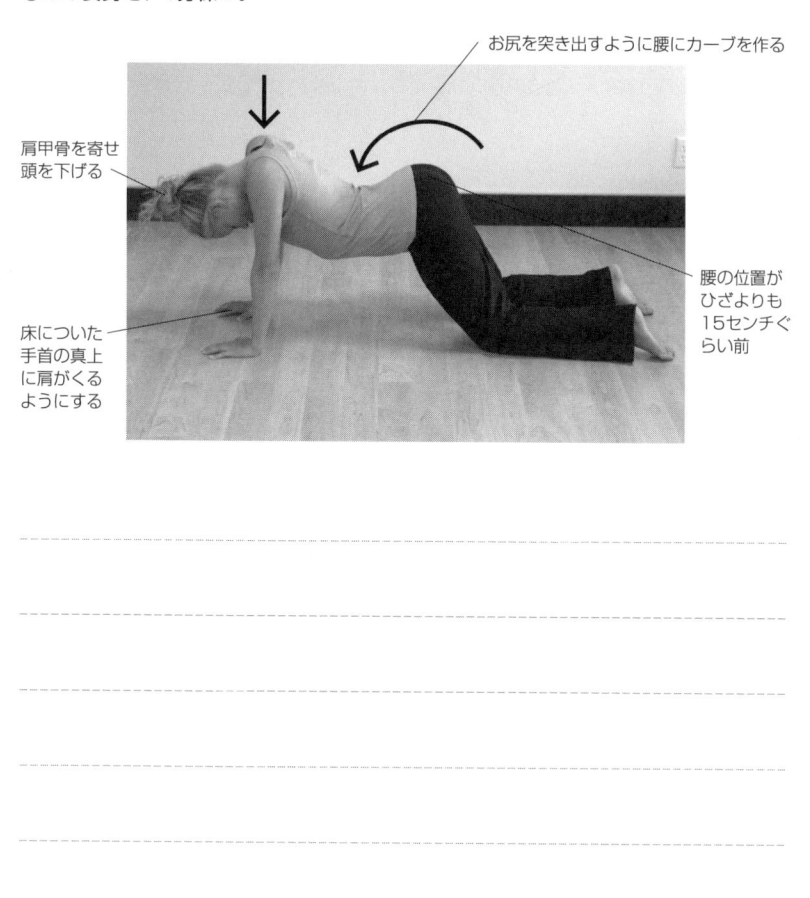

お尻を突き出すように腰にカーブを作る

肩甲骨を寄せ
頭を下げる

床についた
手首の真上
に肩がくる
ようにする

腰の位置が
ひざよりも
15センチぐ
らい前

第4章◎スポーツでの痛み解消と運動能力アップ

❸【猫と犬】
E-サイズ名：キャッツ・アンド・ドッグス
（Cats and Dogs）

E-サイズのやり方
①床に四つんばいになる。
②両手を肩幅に開き、両ひざから足先を股関節の幅で平行にする。
③このとき、体重は手とひざに均等にかける。
④猫（写真左）：猫が背中を丸めるように、首から腰までをゆっくりと弓なりにする。
⑤背中を天井に向かって、できるだけ押し上げ、首と腰を下げる。頭を下げているときは、おへそのほうを見る。
⑥犬（写真右）：続いて、猫の体勢から、ゆっくりと頭を上げ、おへそを床に向かって、できるだけ押し下げる。
⑦このとき、肩甲骨を上げないように注意しながら、中央へ寄せる。
⑧大きく呼吸をしながら、この2つの動きを、ゆっくりと10セット繰り返す。

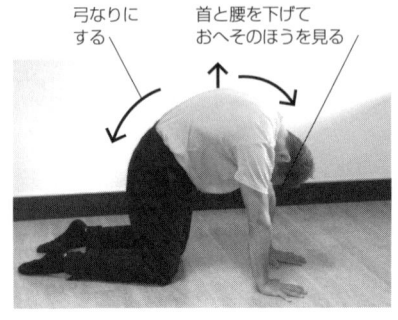

弓なりにする
首と腰を下げておへそのほうを見る
ゆっくり頭を上げ、おへそを床に向かって押し下げる

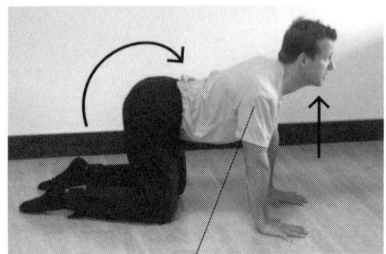

体重は手とひざに均等にかける

肩甲骨を上げないように注意しながら中央に寄せる

《E-サイズのポイント》
◎肩と股関節に体重をかけて、腰、背骨、肩、首の調和をはかる。
◎動作中は、肩が前や後ろに動かないように注意する。また、ひじを曲げないようにする。

スキー/クロスカントリー/スノーボード

❹【壁で腰90度】
E-サイズ名：カウンター・ストレッチ
(Counter Stretch)

E-サイズのやり方
①両腕を壁につけたときに、腰が90度に曲がるくらいの位置に立つ。
②足を股関節の幅に開いて、両足の第2と第3の指の間とかかとを結んだ線を左右平行にする。
③壁に両手をつき、両腕を耳の脇につけてまっすぐに伸ばして、その間に顔を入れる。
④股関節が左右対称になるように、腰を90度に折り曲げる。
⑤そのままの姿勢を、30秒〜1分保つ。

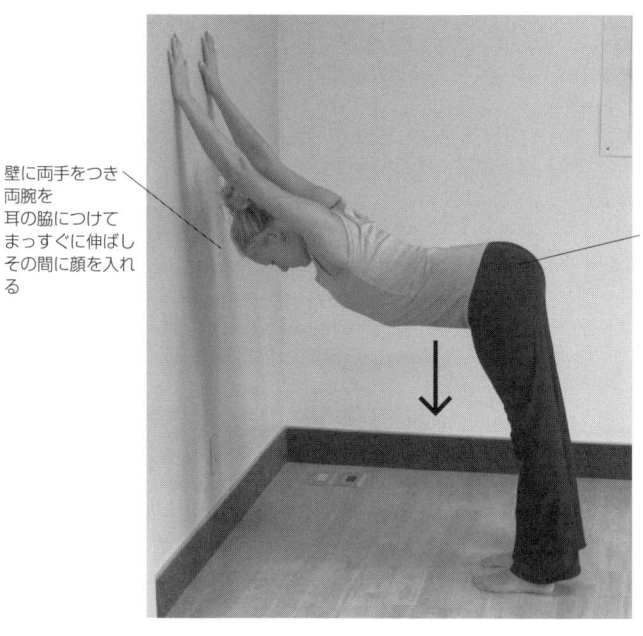

壁に両手をつき両腕を耳の脇につけてまっすぐに伸ばしその間に顔を入れる

腰を90度に折り曲げる

《E-サイズのポイント》
◎おへそを床につける感じで、腰から背中にかけてカーブを作ることが重要。
◎ひじを曲げないように注意する。

第4章◎スポーツでの痛み解消と運動能力アップ

スキー/クロスカントリー/スノーボード

❺【うつ伏せクッション】
E-サイズ名：フロア・ブロック
(Floor Block)

🄔 E-サイズのやり方
①15センチくらいの高さのクッションか台、箱などを2つ用意する。
②うつ伏せになって額を床につける。
③足先は左右の足の親指同士を合わせるように内側に向け、かかとを左右に離す（写真a）。
④姿勢1（写真b）：2つのクッションを頭の上のほうに置く。
⑤両腕を肩から外側に動かし、ひじから先をクッションの上にのせて、まっすぐ上に伸ばす。
⑥手は、親指を伸ばし、残る4本の指を第2関節で曲げ（写真c）、外側に向ける。
⑦首、肩、お尻、お腹の力を抜くと、腰骨が自然に下に引っ張られるようになる。
⑧この姿勢を、1分保つ。
⑨姿勢2（写真d）：クッションを斜め45度の位置に置き、両腕を肩から外側に動かして、その上にのせる。親指は常に外側に向けてまっすぐにする。
⑩この姿勢を、1分保つ。
⑪姿勢3（写真e）：クッションを肩の高さに置き、同じように両腕を肩から外側に動かして、その上にのせる。親指は常に外側に向けてまっすぐにする。
⑫この姿勢を、1分保つ。

a 足先は親指同士を合わせる

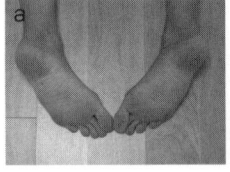

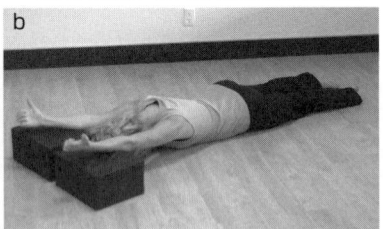

b ひじから先をクッションにのせて上に伸ばす

c 親指を伸ばし、残りは第2関節で曲げる

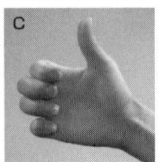

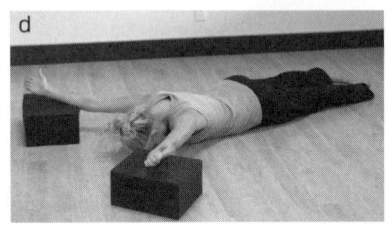

d クッションを斜め45度の位置に

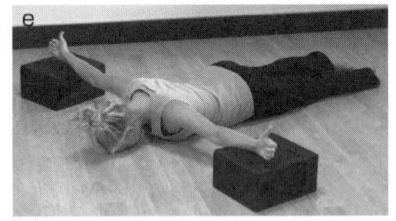

e クッションを肩の高さに置き両腕をその上にのせる

《E-サイズのポイント》
◎腰の力を抜き、かかとがいつも開いているように注意する。
◎腕はいつも外側にねじられた感じで、常に親指が外側に向くようにする。

ランニング／ウオーキング

　ランニングは、体を痛めたり、ケガをしやすいと非難されることが一番多いスポーツです。特に大きな声で批判しているのは、以前ランナーだった人たちです。ランニングによる衝撃でひざや足首などの関節を痛めたといいます。

　それは、関節が正しい位置からずれて不安定になることで、一歩走るたびに受けるショックを吸収する能力が正常に働いていないからです。ランニングのせいではありません。

　機能の高いシューズをはく、ひざにサポーターをする、走り方を変えるなどの工夫も、ケガを防ぐ助けにはならないのです。

　ウオーキングや水泳は、比較的簡単に効果があがる運動ということで、近年強く推奨されています。しかし、お年寄りや、病気やケガからの回復中の人に適していると思われているウオーキングでさえも、歪んだままの体で行うと、痛みという代償を支払うことになります。ランニングより衝撃は少なくても、関節はやはりショックを受け止めていますから、安定していない関節は最終的には痛みだし、ウオーキングを「害のない運動」と思っていた人たちを驚かせます。

　歩くのは好きだけれど、関節に問題を抱えているならば、ランナー用と同じ次のメニューを行ってください。

次のＥ-サイズは、関節の痛みを軽減します。ランナーとして走り続けたい場合は、全体調整のメニュー（P198参照）も行い、失われた体の機能を取り戻してください。

ランニング／ウオーキング

❶【人間三角】
E-サイズ名：ダウンワード・ドッグ
(Downward Dog)

E-サイズのやり方
①床に四つんばいになり、P160にある【猫と犬】の犬の形を作る（ひじをまっすぐに伸ばし、肩甲骨をできるだけ寄せ、おへそを床につけるように押し下げる）。
②足先を立て、この犬の姿勢を保ちながら、ゆっくりとひざを離し、腰を上げ、体重を両手と両足で支える。
③このとき、ももを引き締め、ひざを伸ばし、下の写真のように腰が一番高くなるまで押し上げて、体を三角形にする。
④このままの姿勢を、1分保つ。
⑤このとき、息を止めずに呼吸をするよう意識する。

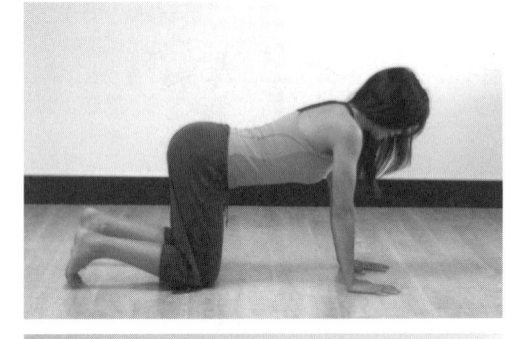

足先を立て、犬の姿勢を保つ

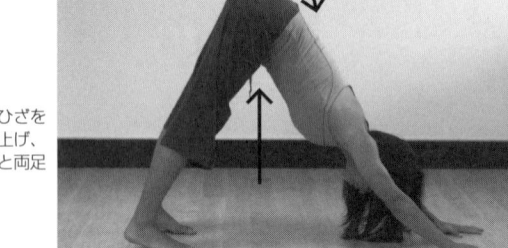

ゆっくりとひざを離し、腰を上げ、体重を両手と両足で支える

《E-サイズのポイント》
◎ひざを曲げないこと。犬の姿勢のまま、腰にカーブを作ることが重要。
◎床にかかとをつけるのが目標。ただし、この体勢になっても床につかない場合は、無理をしないこと。かかとが床につくまで、数日から数週間かかることもある。

ランニング／ウオーキング

❷【よ〜いドン！ストレッチ】
E-サイズ名：ランナーズ・ストレッチ
(Runner's Stretch)

📢 E-サイズのやり方
①短距離走のスタートのときのように、床に両手の指をつく。
②右ひざを立て、左ひざを右足のかかとの真後ろにつけ、左足の指を立てる(写真a)。
③両手を、写真のように前に置いた足のすぐ前の位置に置く。
④床に手をついたまま、左足のかかとを下ろすと同時に腰を上げ、両足をまっすぐに伸ばす(写真b)。
　※このときに、このままで足を伸ばせない人は、目の前に椅子や台などを置き（写真c）、それを両手でつかんで両足を伸ばすようにする（写真d）。
⑤両足のももを締め、前のほうの足の裏側をしっかりと伸ばす。
⑥上半身をリラックスさせ、この姿勢を1分保つ。
⑦1分経ったら、元の位置に戻り、足を代えて同じように行う。

右ひざを立てて左ひざを右足のかかとの後ろにつけ、左足の指を立てる　　腰を上げ両足をまっすぐに伸ばす

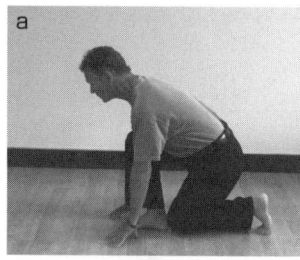

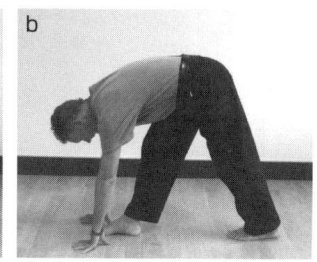

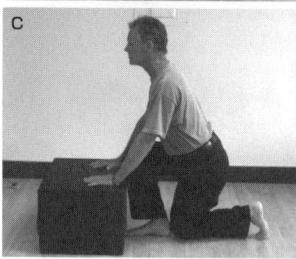

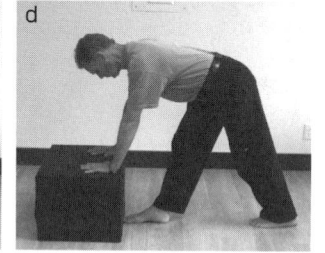

a　　b

伸ばせない人は椅子や台を置いてする　　両足のももをしっかりと締める

c　　d

《E-サイズのポイント》
◎前に置いた足をしっかり伸ばし、その前足の後ろ側をしっかり伸ばすことが重要。
◎両足をしっかり伸ばすことが目的で、台や椅子などを使わないでストレッチすることが目的ではないので、難しいときは、必ず適切な高さの台や椅子を活用すること。

第4章◎スポーツでの痛み解消と運動能力アップ

ランニング／ウオーキング

❸【開脚前屈左右にストレッチ】
E-サイズ名：スプレッド・フット・フォワード・ベンド
(Spread Foot Forward Bend))

E-サイズのやり方
①足を肩幅の3倍くらいに広く開いて立つ。
②両足の第2と第3の指の間とかかとを結んだ線を左右平行にする。
③上半身を前に倒し、お尻を突き出すようにして腰にカーブを作る。
④姿勢1（写真a）：その姿勢のまま、両手を床につく（これが難しい場合には、クッションや厚い本などをつかんで、体を支える）。
⑤ももを緊張させ、上半身をリラックスさせる。
⑥この姿勢を、1分保つ。
⑦姿勢2（写真b）：腰の位置を動かさずに、両腕と上半身を左足の前に動かす（クッションを使っている場合は、それを移動させる）。
⑧このときも、両足のももを緊張させ、上半身をリラックスさせる。
⑨この姿勢を、1分保つ。
⑩姿勢3（写真c）：次に、中央で少し止まってから、腰の位置を動かさずに、両腕を右足の前に動かす（クッションを使っている場合は、それを移動させる）。
⑪このときも、ももを締め、上半身をリラックスさせる。
⑫この姿勢を、1分保つ。
⑬姿勢1（写真a）：最後に両腕を中央に戻し、ひざを曲げながら上半身をまっすぐに戻して立つ。

上半身を前に倒し、お尻を突き出すようにして腰にカーブを作る

腰の位置を動かさずに両腕と上半身を左足の前に動かす

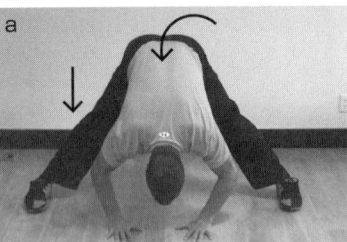

a

b

両手を床につく

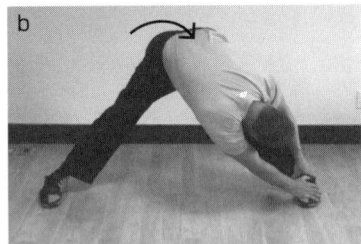

c

《E-サイズのポイント》
◎左右に両腕を動かすときは、腰と同じく臀筋（お尻の筋肉）も左右同じに保ったまま行う。
◎壁に腰をつけて行う場合は、左右の腰が常に壁から離れないように意識する。

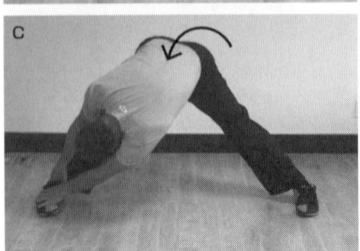

両腕を右足の前に動かす

水　泳

　水泳は、ランニングやウォーキングをしていた人が最後にたどり着くことが多いスポーツです。それは、ほかのスポーツに比べ、体が衝撃を受けないからという理由です。しかし、たとえ衝撃が少なくても、歪みを抱えた体のままで水泳を行えば、当然痛みがでます。くずれた不安定な関節の配列のままでは、体をある程度動かすだけで、すぐに痛みはじめるでしょう。

　悪い姿勢の人が水に入ったらよくなるということはありえないので、いずれは、首、肩、腰に痛みを感じはじめるでしょう。

　水泳をする人は、次のE-サイズを行ってください。

❶【猫と犬】
E-サイズ名：キャッツ・アンド・ドッグス（Cats and Dogs）

E-サイズのやり方
①床に四つんばいになる。
②両手を肩幅に開き、両ひざから足先を股関節の幅で平行にする。
③このとき、体重は手とひざに均等にかける。
④猫（写真左）：猫が背中を丸めるように、首から腰までをゆっくりと弓なりにする。
⑤背中を天井に向かって、できるだけ押し上げ、首と腰を下げる。頭を下げているときは、おへそのほうを見る。
⑥犬（写真右）：続いて、猫の体勢から、ゆっくりと頭を上げ、おへそを床に向かって、できるだけ押し下げる。
⑦このとき、肩甲骨を上げないように注意しながら、中央へ寄せる。
⑧大きく呼吸をしながら、この2つの動きを、ゆっくりと10セット繰り返す。

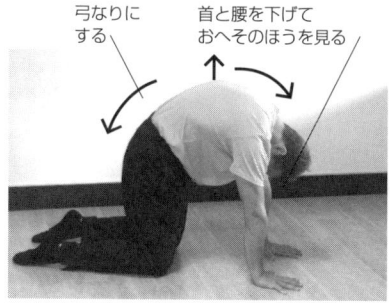

弓なりにする
首と腰を下げておへそのほうを見る
ゆっくり頭を上げ、おへそを床に向かって押し下げる

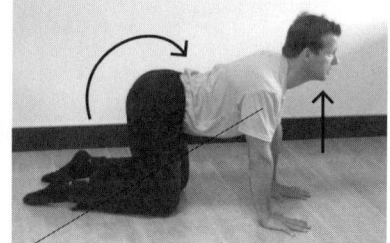

体重は手とひざに均等にかける
肩甲骨を上げないように注意しながら中央に寄せる

《E-サイズのポイント》
◎肩と股関節に体重をかけて、腰、背骨、肩、首の調和をはかる。
◎動作中は、肩が前や後ろに動かないように注意する。また、ひじを曲げないようにする。

水泳

❷【人間三角】
E-サイズ名：ダウンワード・ドッグ
(Downward Dog)

E-サイズのやり方
①床に四つんばいになり、P167にある【猫と犬】の犬の形を作る（ひじをまっすぐに伸ばし、肩甲骨をできるだけ寄せ、おへそを床につけるように押し下げる）。
②足先を立て（写真上）、この犬の姿勢を保ちながら、ゆっくりとひざを離し、腰を上げ、体重を両手と両足で支える。
③このとき、ももを引き締め、ひざを伸ばし、下の写真のように腰が一番高くなるまで押し上げて、体を三角形にする。
④このままの姿勢を、1分保つ。
⑤このとき、息を止めずに呼吸をするよう意識する。

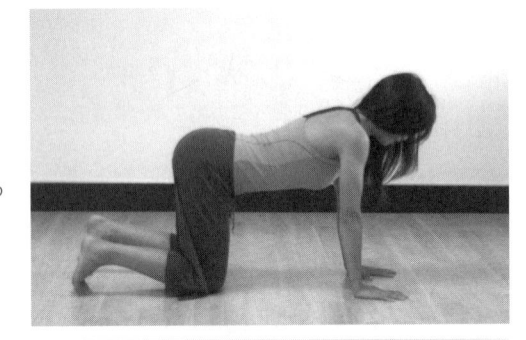

足先を立て、
犬の姿勢を保つ

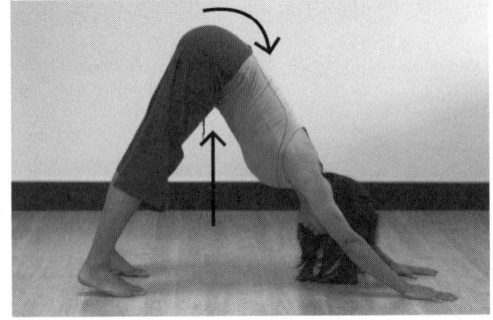

ゆっくりとひざを
離し、腰を上げ、
体重を両手と両足
で支える

《E-サイズのポイント》
◎ひざを曲げないこと。犬の姿勢のまま、腰にカーブを作ることが重要。
◎床にかかとをつけるのが目標。ただし、この体勢になっても床につかない場合は、無理をしないこと。かかとが床につくまで、数日から数週間かかることもある。

水泳

❸【開脚前屈左右にストレッチ】
E-サイズ名：スプレッド・フット・フォワード・ベンド
(Spread Foot Forward Bend))

E-サイズのやり方
①足を肩幅の3倍くらいに広く開いて立つ。
②両足の第2と第3の指の間とかかとを結んだ線を左右平行にする。
③上半身を前に倒し、お尻を突き出すようにして腰にカーブを作る。
④姿勢1（写真a）：その姿勢のまま、両手を床につく（これが難しい場合には、クッションや厚い本などをつかんで、体を支える）。
⑤ももを緊張させ、上半身をリラックスさせる。
⑥この姿勢を、1分保つ。
⑦姿勢2（写真b）：腰の位置を動かさずに、両腕と上半身を左足の前に動かす（クッションを使っている場合は、それを移動させる）。
⑧このときも、両足のももを緊張させ、上半身をリラックスさせる。
⑨この姿勢を、1分保つ。
⑩姿勢3（写真c）：次に、中央で少し止まってから、腰の位置を動かさずに、両腕を右足の前に動かす（クッションを使っている場合は、それを移動させる）。
⑪このときも、ももを締め、上半身をリラックスさせる。
⑫この姿勢を、1分保つ。
⑬姿勢1（写真a）：最後に両腕を中央に戻し、ひざを曲げながら上半身をまっすぐに戻して立つ。

上半身を前に倒し、お尻を突き出すようにして腰にカーブを作る

腰の位置を動かさずに両腕と上半身を左足の前に動かす

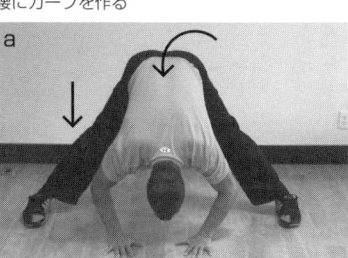

a

b

両手を床につく

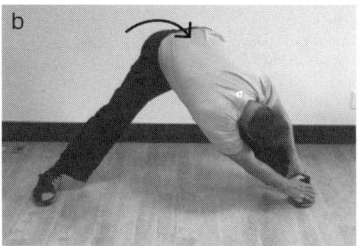

c

《E-サイズのポイント》
◎左右に両腕を動かすときは、腰と同じく臀筋（お尻の筋肉）も左右同じに保ったまま行う。
◎壁に腰をつけて行う場合は、左右の腰が常に壁から離れないように意識する。

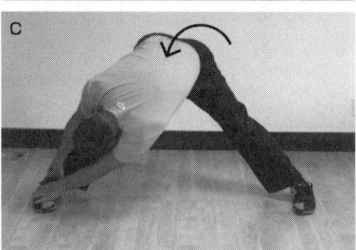

両腕を右足の前に動かす

水 泳

❹【直角ふんばりポーズ】
E-サイズ名：スクワット
(Squat)

E-サイズのやり方
①ドアノブや柱などに、両腕を伸ばしてつかまる。
②ひざ、足を股関節の幅に開く。
③両足の第2と第3の指の間とかかとを結んだ線を左右平行にする。
④上半身をまっすぐに保ったまま、お尻を突き出すようにして、ひざを徐々に曲げていく。
⑤ひざが90度ぐらいに曲がるまで腰を落とす。
⑥その姿勢を、1～2分保つ。

上半身まっすぐのまま
お尻を突き出すように
ひざを徐々に曲げていく

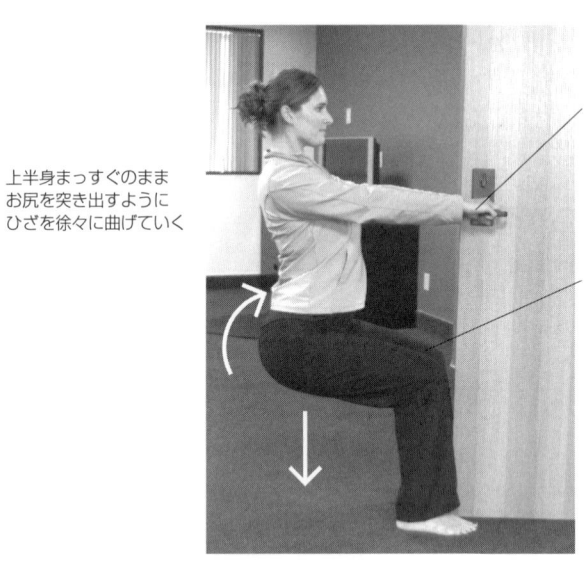

ドアノブや柱に
両腕を伸ばしてつかまる

ひざが90度に曲がるまで
腰を落とす

《E-サイズのポイント》
◎腰に大きなカーブを作ることが重要。

サッカー

　サッカーは、近年大変人気のあるスポーツです。走る、ボールをける、相手をかわす、体をひねる、急に方向転換するなど、日常生活ではしないような動きができるので、サッカー好きな子もたくさんいます。サッカーは、体の一番頑丈な腰と足を主に使い、比較的弱い上半身はあまり使いません。そのため、親はサッカーならケガをする可能性が少ないと考えるようですが、これは大きな間違いです。

　今までに述べたように、現代は年齢を問わず、テレビを見る、車に乗る、ゲームをするという生活で肩が丸まり、上半身の働きが弱い人がとても多いのです。週末の短い時間にサッカーを楽しむだけでは、普段ほとんど動かしていない体全体に必要な、「動き」という刺激をバランスよく十分に与えられないので、ひざと腰に痛みが多くでます。

　次のE-サイズは、サッカーによる、ひざや腰の痛みに効果があります。

❶【両足のせリラックス】
　E-サイズ名：スタティック・バック
　（Static Back）

E-サイズのやり方
①足をのせるための椅子か大きな台を用意する。
②仰向けになり、椅子か台の上に、両足を90度に曲がるようにのせる（90度の角度にならない場合は、椅子や台の上にタオルや座布団などを置いて、足の高さを調節する）。
③ひざと足を股関節の幅に開く。
④両腕は手の平を上にして、体から45度離して伸ばす。
⑤上半身をリラックスさせ、腰が左右平らになるようにする。
⑥腹式呼吸を行いながら、この姿勢を5〜10分保つ。

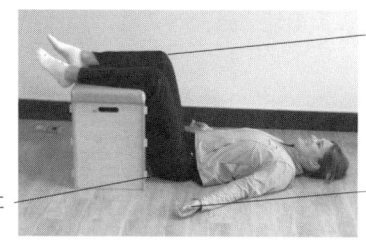

　　　　　　　　90度
　　腰が左右平らに
　　なるように
　　　　　　　　手の平を上にして両腕を
　　　　　　　　体から45度離して伸ばす

《E-サイズのポイント》
◎お腹の上にティッシュペーパーを広げて置くか、おもりをのせると、腹式呼吸ができているかどうかを確認できる。

サッカー

❷【壁つきひじ180度腹筋】
E-サイズ名：アブドミナル・クランチィズ
(Abdominal Crunches)

E-サイズのやり方
①足を壁に向けて、仰向けに寝る。
②腰、ひざを90度に曲げたときに、足の裏が壁につくようにする。
③ひざと足を股関節の幅に開き、両足の第2と第3の指の間とかかとを結んだ線を左右平行にする。
④両手を頭の後ろで組んで、ひじを180度に開く（写真左）。
⑤その体勢のまま、腕、肩、首、頭を一体にして、股関節や背中の筋肉を使わず腹筋だけを使い、ゆっくりと5センチくらい上に持ち上げる（写真右）。このとき、目は後ろ斜め上方を見る。
⑥できるだけこの状態を保ち、辛くなったら、下げる。
⑦これを繰り返し、15回を3セット行う。1セット終了ごとにリラックスする。

腰、ひざを90度に曲げたときに足の裏がつくようにする

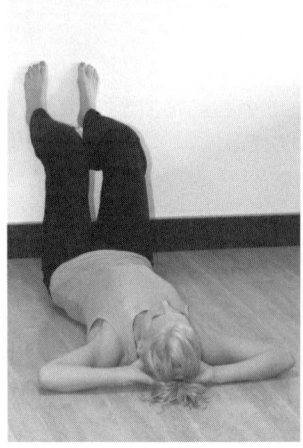

目は後ろ斜め上方を見る

両手を床につく

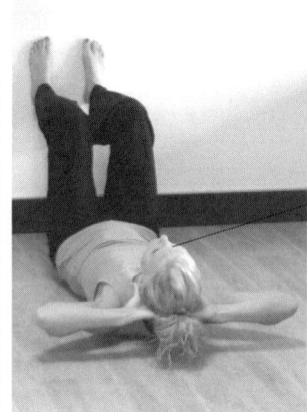

腰、肩、首、頭を一体にして腹筋を使いゆっくり5センチくらい上げる

《E-サイズのポイント》
◎ひじはいつも180度に開き、まっすぐに保つ。ひざは開かないように注意する。
◎通常の腹筋運動とは異なり、体（上半身）を丸めず、両肩は常に一直線に保つ。
◎上半身が丸まるのを防ぐため、常に目が後ろ斜め上方を見ることに留意。

サッカー

❸【股関節回転矯正床ストレッチ】
E-サイズ名:スタティック・エクステンション・ポジション
(Static Extension Position)

E-サイズのやり方
①腕を肩幅に開き、四つんばいになる。
②このとき、床についた手首の真上に肩がくるようにする。
③足を股関節の幅に開き、両手を手の平分ぐらい(10〜15センチ)前に進ませ、腰の位置をひざよりも10〜15センチくらい前にくるようにする。
④肩甲骨を寄せ、ひじをまっすぐに伸ばし、手首の真上に肩がくるように注意。
⑤お尻を突き出すようにして腰にカーブを作り、頭を下げる。
⑥この姿勢を、1分保つ。

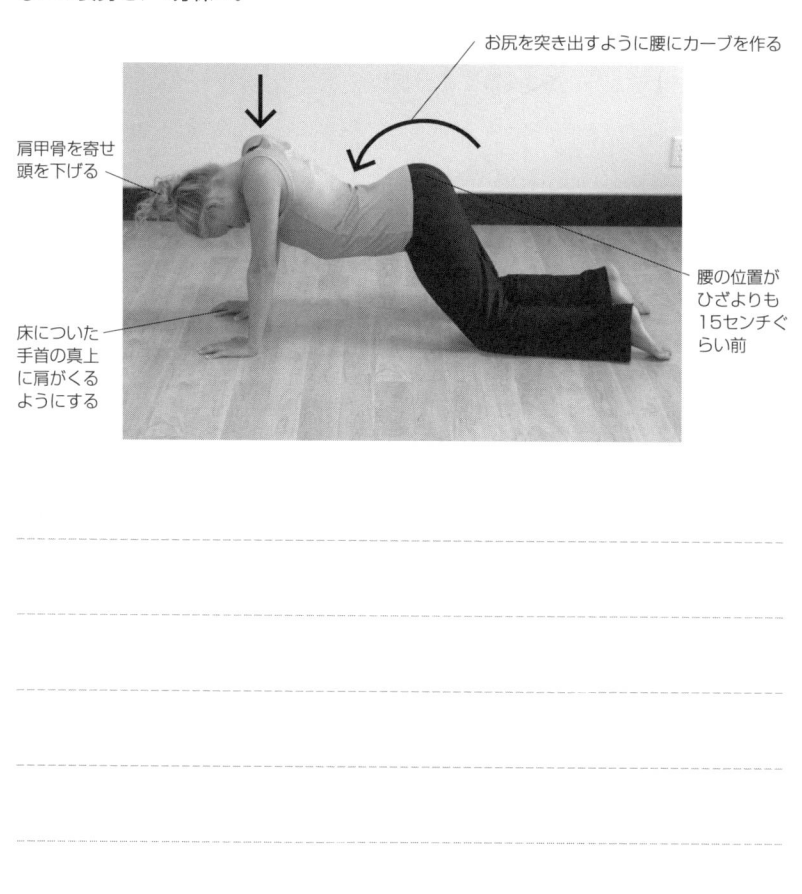

お尻を突き出すように腰にカーブを作る

肩甲骨を寄せ
頭を下げる

床についた
手首の真上
に肩がくる
ようにする

腰の位置が
ひざよりも
15センチぐ
らい前

第4章◎スポーツでの痛み解消と運動能力アップ

サッカー

❹【タオルとひもでストレッチ】
E-サイズ名：タオルズ・セトル・ウィズ・ストラップ
(Towels Settle with Strap)

E-サイズのやり方
①タオルを巻いて、7〜10センチくらいの太さにしたものを2本と、ベルトかひもを用意する。
②仰向けに寝て、両ひざを立て、写真のように、2本のタオルを首と腰（おへそ）の下の隙間に入れる（タオルで首や腰を支えるが、首や腰が床から持ち上がらないように注意）。
③股関節の幅に開いたひざのすぐ上に、股関節と同じ幅を保ちながらベルトかひもを巻く。
④このベルトかひもを軽く左右に押し広げ続ける。
⑤両腕は手の平を上にして、体から45度離して伸ばす。
⑥腹式呼吸をしながら、この姿勢を10分保つ。

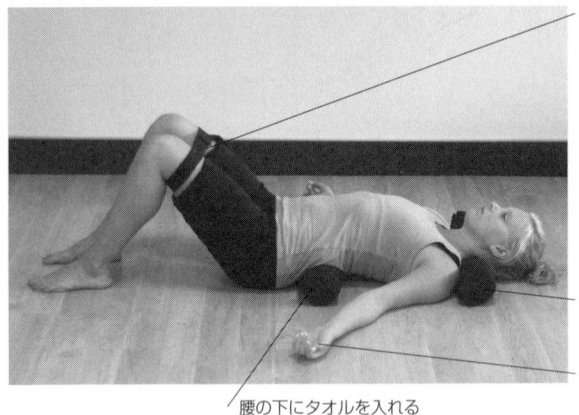

股関節の幅に開いたひざの
すぐ上にベルトかひもを
巻く
ひもを軽く左右に押し広げ
続ける

首の下に
タオルを入れる

手の平を上にして伸ばす

腰の下にタオルを入れる

《E-サイズのポイント》
◎背中のS字カーブを本来の位置になるように再調整する。

サッカー

❺【空気イス】
E-サイズ名：エア・ベンチ
(Air Bench)

E-サイズのやり方
①背中を壁につけて立ち、股関節の幅で足を開く。
②両足の第2と第3の指の間とかかとを結んだ線を左右平行にする。
③お尻を壁につけたまま、足を前に出しながら、少しずつ腰を落としていく。
④椅子に座った格好になったら、かかとに体重をかけて、そのままの姿勢を1〜3分保つ。
⑤このとき、ひざが足先でなく、かかとの真上にくるようにする。肩と腰を壁にぴったりとくっつけることが重要。
⑥このE-サイズのあとは、1分歩き回って体をリラックスさせる。

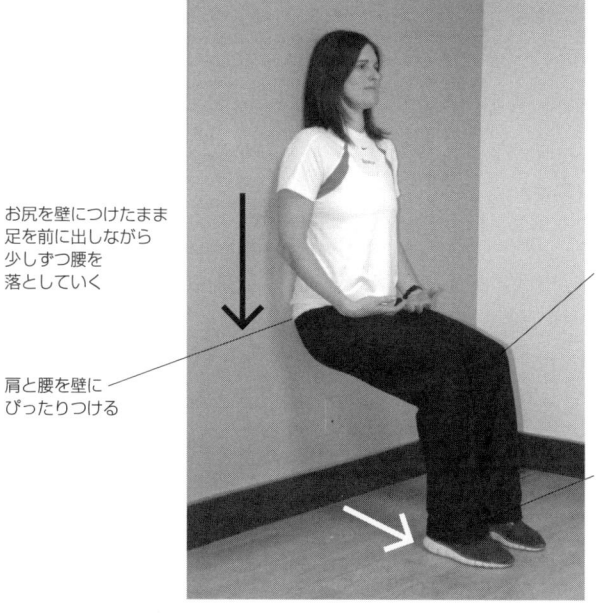

お尻を壁につけたまま
足を前に出しながら
少しずつ腰を
落としていく

肩と腰を壁に
ぴったりつける

ひざがかかとの
真上にくるように

かかとに体重をかけて
そのまま保つ

《E-サイズのポイント》
◎ひざが痛む場合は、少し腰の位置を上げ、ひざにかかる重さを減らす。
◎3分がきつい場合は、数秒からはじめ、まずは1分ぐらいを目標にする。

バレーボール

　バレーボールも人気があるスポーツですが、それはケガの可能性が少ないと思う人が多いからです。ところが、実際はサッカーと同じで、ケガが多いスポーツです。相手チームの選手とぶつかることのない団体競技では、パワーのある選手がほかの選手を圧倒することはありません。そのため、接触プレーのないスポーツを探している人にはバレーボールは魅力的ですが、サッカーとは異なり、上半身を酷使するので、肩やひじ、手首に多く痛みがでます。また、すばやく体重移動をする必要もあるので、腰、ひざ、足首にも負担がかかり、いずれはそこに痛みがでてきます。
　次は、バレーボールをする人の痛みとその予防のためのE-サイズです。

❶【両腕グルグルまわし】
E-サイズ名：スタンディング・アーム・サークルズ
（Standing Arm Circles）

E-サイズのやり方
①足を股関節の幅に開き、両足の第2と第3の指の間とかかとを結んだ線を左右平行にして立つ。
②両腕を体の脇から肩の高さまで上げ、親指を前方に向けて伸ばし、残る4本の指を第2関節で曲げる（写真b）。
③手の平を下に向けた状態で、肩甲骨を寄せるようにして、腕を親指が向いている方向（前方）に、15センチくらいの直径の円を描くように50回まわす（写真a）。
④次に、手の平をそのまま上に向け、親指が指す方向（後方）に向けて、同じように50回まわす（写真c）。

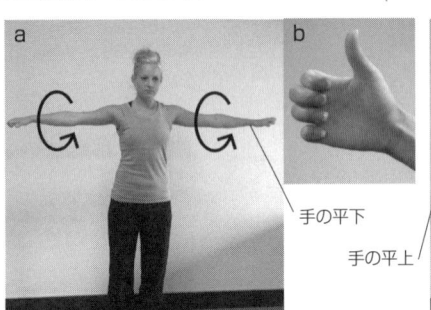

手の平下
手の平上

手の平を下に向けて、肩甲骨を寄せながら、親指の向いた方向に腕をまわす

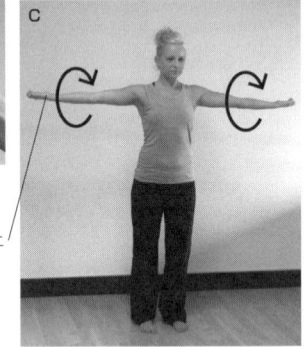

手の平を上に向けて、肩甲骨を寄せながら、親指の向いた方向（後方）に腕をまわす

《E-サイズのポイント》
◎常に足先を正面に向け、肩甲骨を寄せることに注意する。
◎鏡の前で行うと、左右対称に腕をまわせているかなどを、自分で確認しやすい。

バレーボール

❷【ねじり座りストレッチ】
E-サイズ名：シッティング・フロア・ツイスト
(Sitting Floor Twist)

E-サイズのやり方
①床に座り、両足を股関節の幅に開いて、まっすぐに伸ばす。
②右足のひざを立て、そのまま右足を左ひざの外側に置く。
③お尻を突き出すようにして、腰にカーブを作る。
④右手を腰の斜め後ろにつき、左ひじを曲げて、右ひざの外側に置いたら、右の肩越しに後ろを見る。
⑤このとき、ゆっくり呼吸をしながら、左足先を自分のほうに引っ張るように曲げる。
⑥この姿勢を、1分保つ。
⑦足を代えて、同じように行う。

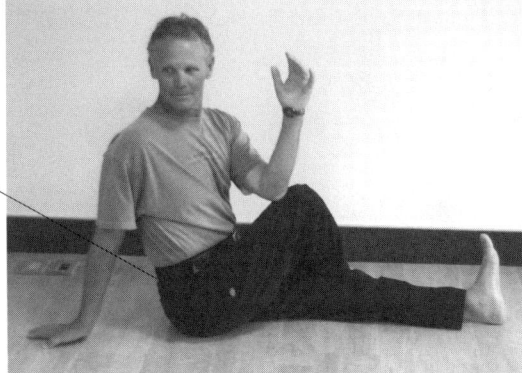

右足のひざを立て、そのまま左ひざの外側に置く

腰にカーブを作る

ゆっくり呼吸しながら左足先を自分のほうに引っ張るように曲げる

右手を腰の斜め後ろにつき、左ひじを曲げて右ひざの外側に置いたら、右の肩越しに後ろを見る

《E-サイズのポイント》
◎背中ではなくて、常に腰のカーブを保たないと効果がでない。
◎伸ばしたほうの足先を自分のほうへ引くことが重要。
◎曲げてある腕で、ひざを押して上半身をねじらない。この腕は、飾りのようにリラックスさせ、腰でカーブを作ることで体をねじる。

バレーボール

❸【猫と犬】
E-サイズ名：キャッツ・アンド・ドッグス
(Cats and Dogs)

E-サイズのやり方
①床に四つんばいになる。
②両手を肩幅に開き、両ひざから足先を股関節の幅で平行にする。
③このとき、体重は手とひざに均等にかける。
④猫（写真左）：猫が背中を丸めるように、首から腰までをゆっくりと弓なりにする。
⑤背中を天井に向かって、できるだけ押し上げ、首と腰を下げる。頭を下げているときは、おへそのほうを見る。
⑥犬（写真右）：続いて、猫の体勢から、ゆっくりと頭を上げ、おへそを床に向かって、できるだけ押し下げる。
⑦このとき、肩甲骨を上げないように注意しながら、中央へ寄せる。
⑧大きく呼吸をしながら、この2つの動きを、ゆっくりと10セット繰り返す。

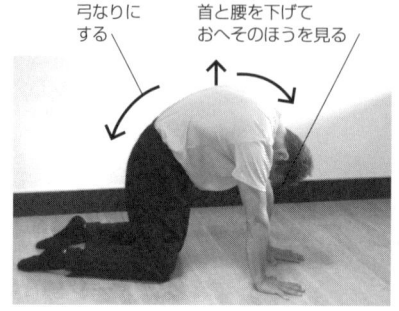

弓なりにする
首と腰を下げておへそのほうを見る
体重は手とひざに均等にかける

ゆっくり頭を上げ、おへそを床に向かって押し下げる
肩甲骨を上げないように注意しながら中央に寄せる

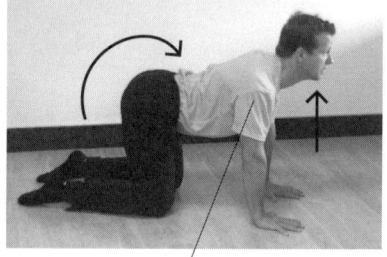

《E-サイズのポイント》
◎肩と股関節に体重をかけて、腰、背骨、肩、首の調和をはかる。
◎動作中は、肩が前や後ろに動かないように注意する。また、ひじを曲げないようにする。

バレーボール

❹【よ〜いドン！ストレッチ】
E-サイズ名：ランナーズ・ストレッチ
(Runner's Stretch)

▶E-サイズのやり方
①短距離走のスタートのときのように、床に両手の指をつく。
②右ひざを立て、左ひざを右足のかかとの真後ろにつけ、左足の指を立てる（写真a）。
③両手を、写真のように前に置いた足のすぐ前の位置に置く。
④床に手をついたまま、左足のかかとを下ろすと同時に腰を上げ、両足をまっすぐに伸ばす（写真b）。
　※このときに、このままで足を伸ばせない人は、目の前に椅子や台などを置き（写真c）、それを両手でつかんで両足を伸ばすようにする（写真d）。
⑤両足のももを締め、前のほうの足の裏側をしっかりと伸ばす。
⑥上半身をリラックスさせ、この姿勢を1分保つ。
⑦1分経ったら、元の位置に戻り、足を代えて同じように行う。

a 右ひざを立てて左ひざを右足のかかとの後ろにつけ、左足の指を立てる

b 腰を上げ両足をまっすぐに伸ばす

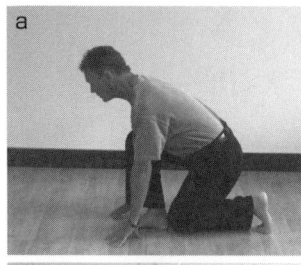

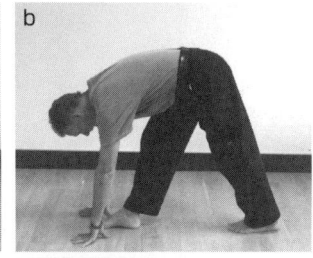

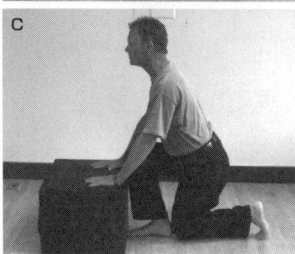

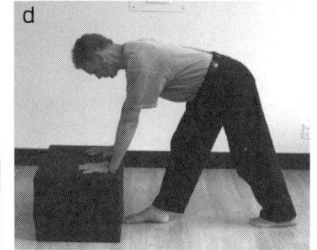

c 伸ばせない人は椅子や台を置いてする

d 両足のももをしっかりと締める

《E-サイズのポイント》
◎前に置いた足をしっかり伸ばし、その前足の後ろ側をしっかり伸ばすことが重要。
◎両足をしっかり伸ばすことが目的で、台や椅子などを使わないでストレッチすることが目的ではないので、難しいときは、必ず適切な高さの台や椅子を活用すること。

バレーボール

❺【空気イス】
E-サイズ名：エア・ベンチ
(Air Bench)

E-サイズのやり方
①背中を壁につけて立ち、股関節の幅で足を開く。
②両足の第2と第3の指の間とかかとを結んだ線を左右平行にする。
③お尻を壁につけたまま、足を前に出しながら、少しずつ腰を落としていく。
④椅子に座った格好になったら、かかとに体重をかけて、そのままの姿勢を1～3分保つ。
⑤このとき、ひざが足先でなく、かかとの真上にくるようにする。肩と腰を壁にぴったりとくっつけることが重要。
⑥このE-サイズのあとは、1分歩き回って体をリラックスさせる。

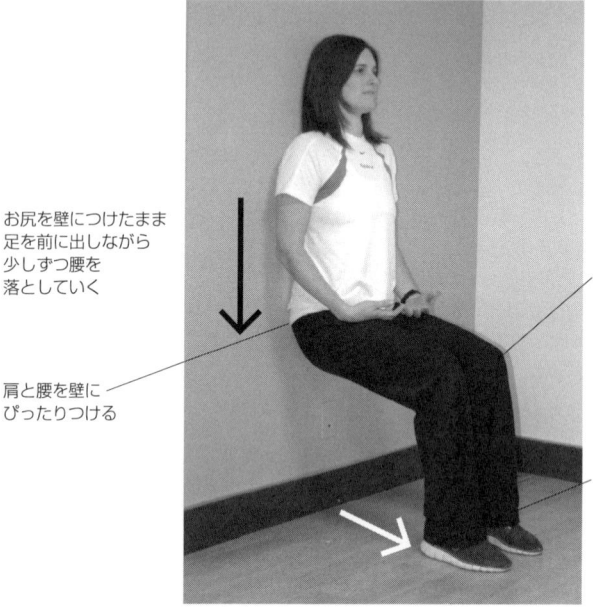

お尻を壁につけたまま
足を前に出しながら
少しずつ腰を
落としていく

肩と腰を壁に
ぴったりつける

ひざがかかとの
真上にくるように

かかとに体重をかけて
そのまま保つ

《E-サイズのポイント》
◎ひざが痛む場合は、少し腰の位置を上げ、ひざにかかる重さを減らす。
◎3分がきつい場合は、数秒からはじめ、まずは1分ぐらいを目標にする。

野球

　野球は、あまり激しいスポーツとして考えられていませんが、最近ケガをする率がとても上がっています。だからといって、最近のプレーヤーが昔のプレーヤーより激しいプレーをしているわけではなく、歪んだ体でプレーしているからなのです。時速140キロ以上もの速さのボールを投げるピッチャーは、健全に機能している筋肉と骨格を備えた体でないと、1球投げるたびに重さを支える関節の配列が少しずつずれてしまいます。これが、肩、腕、腰やひじの不調を訴えるピッチャーが増えている理由です。こうした故障は、大リーグで活躍する選手も例外ではありません。私のクリニックには、多くのメジャー・リーグ（MLB）で活躍している選手が訪れますが、彼らがエゴスキュー・メソッド®で問題を解決しているのは、本当に喜ばしいことです。
　野球をする人がよく訴える痛みのためのE-サイズを紹介します。

❶【両足のせリラックス】
　　E-サイズ名：スタティック・バック
　　（Static Back）

▶ E-サイズのやり方
①足をのせるための椅子か大きな台を用意する。
②仰向けになり、椅子か台の上に、両足を90度に曲がるようにのせる（90度の角度にならない場合は、椅子や台の上にタオルや座布団などを置いて、足の高さを調節する）。
③ひざと足を股関節の幅に開く。
④両腕は手の平を上にして、体から45度離して伸ばす。
⑤上半身をリラックスさせ、腰が左右平らになるようにする。
⑥腹式呼吸を行いながら、この姿勢を5〜10分保つ。

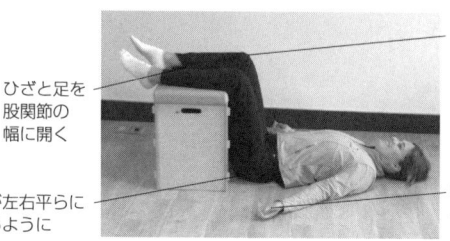

　　　　　　　　　　　　　　　　　　　　　　　　90度
ひざと足を
股関節の
幅に開く

腰が左右平らに　　　　　　　　　　　手の平を上にして両腕を
なるように　　　　　　　　　　　　　体から45度離して伸ばす

《E-サイズのポイント》
◎お腹の上にティッシュペーパーを広げて置くか、おもりをのせると、腹式呼吸ができているかどうかを確認できる。

野 球

❷【壁つきひじ180度腹筋】
E-サイズ名：アブドミナル・クランチィズ
(Abdominal Crunches)

E-サイズのやり方
①足を壁に向けて、仰向けに寝る。
②腰、ひざを90度に曲げたときに、足の裏が壁につくようにする。
③ひざと足を股関節の幅に開き、両足の第2と第3の指の間とかかとを結んだ線を左右平行にする。
④両手を頭の後ろで組んで、ひじを180度に開く（写真左）。
⑤その体勢のまま、腕、肩、首、頭を一体にして、股関節や背中の筋肉を使わず腹筋だけを使い、ゆっくりと5センチくらい上に持ち上げる（写真右）。このとき、目は後ろ斜め上方を見る。
⑥できるだけこの状態を保ち、辛くなったら、下げる。
⑦これを繰り返し、15回を3セット行う。1セット終了ごとにリラックスする。

腰、ひざを90度に曲げたときに足の裏が
つくようにする

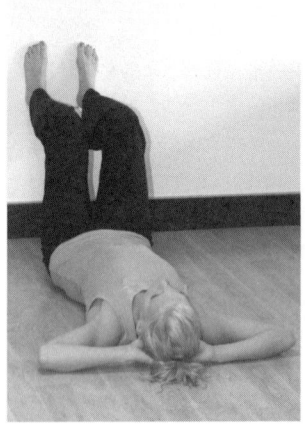

目は後ろ
斜め上方
を見る

両手を床につく

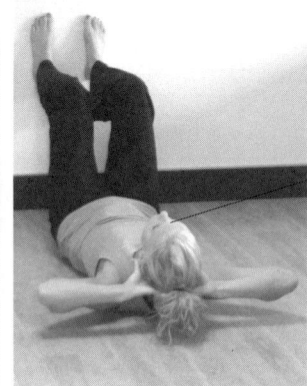

腰、肩、首、頭を一体にして
腹筋を使いゆっくり5センチくらい上げる

《E-サイズのポイント》
◎ひじはいつも180度に開き、まっすぐに保つ。ひざは開かないように注意する。
◎通常の腹筋運動とは異なり、体（上半身）を丸めず、両肩は常に一直線に保つ。
◎上半身が丸まるのを防ぐため、常に目が後ろ斜め上方を見ることに留意。

野球

❸【猫と犬】
E-サイズ名：キャッツ・アンド・ドッグス
(Cats and Dogs)

E-サイズのやり方
①床に四つんばいになる。
②両手を肩幅に開き、両ひざから足先を股関節の幅で平行にする。
③このとき、体重は手とひざに均等にかける。
④猫（写真左）：猫が背中を丸めるように、首から腰までをゆっくりと弓なりにする。
⑤背中を天井に向かって、できるだけ押し上げ、首と腰を下げる。頭を下げているときは、おへそのほうを見る。
⑥犬（写真右）：続いて、猫の体勢から、ゆっくりと頭を上げ、おへそを床に向かって、できるだけ押し下げる。
⑦このとき、肩甲骨を上げないように注意しながら、中央へ寄せる。
⑧大きく呼吸をしながら、この2つの動きを、ゆっくりと10セット繰り返す。

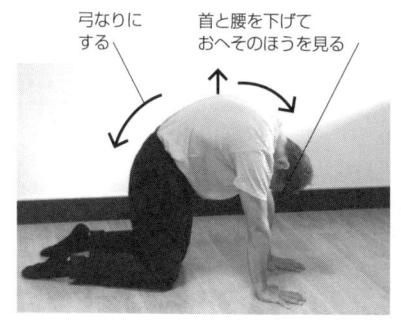

弓なりにする
首と腰を下げておへそのほうを見る
ゆっくり頭を上げ、おへそを床に向かって押し下げる

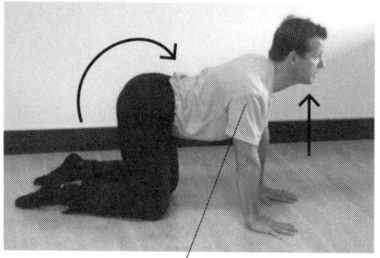

体重は手とひざに均等にかける
肩甲骨を上げないように注意しながら中央に寄せる

《E-サイズのポイント》
◎肩と股関節に体重をかけて、腰、背骨、肩、首の調和をはかる。
◎動作中は、肩が前や後ろに動かないように注意する。また、ひじを曲げないようにする。

野　球

❹【人間三角】
E-サイズ名：ダウンワード・ドッグ
(Downward Dog)

E-サイズのやり方
①床に四つんばいになり、P183にある【猫と犬】の犬の形を作る（ひじをまっすぐに伸ばし、肩甲骨をできるだけ寄せ、おへそを床につけるように押し下げる）。
②足先を立て（写真上）、この犬の姿勢を保ちながら、ゆっくりとひざを離し、腰を上げ、体重を両手と両足で支える。
③このとき、ももを引き締め、ひざを伸ばし、下の写真のように腰が一番高くなるまで押し上げて、体を三角形にする。
④このままの姿勢を、1分保つ。
⑤このとき、息を止めずに呼吸をするよう意識する。

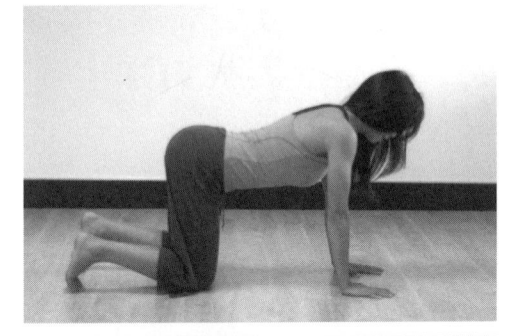

足先を立て、
犬の姿勢を保つ

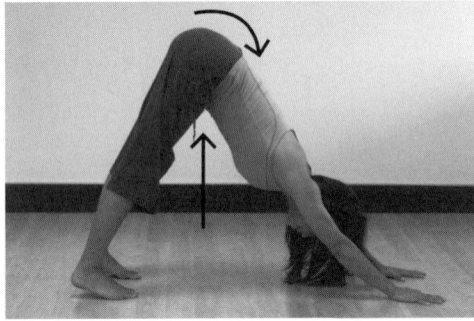

ゆっくりとひざを
離し、腰を上げ、
体重を両手と両足
で支える

《E-サイズのポイント》
◎ひざを曲げないこと。犬の姿勢のまま、腰にカーブを作ることが重要。
◎床にかかとをつけるのが目標。ただし、この体勢になっても床につかない場合は、無理をしないこと。かかとが床につくまで、数日から数週間かかることもある。

野 球

❺【空気イス】
E-サイズ名：エア・ベンチ
(Air Bench)

E-サイズのやり方
①背中を壁につけて立ち、股関節の幅で足を開く。
②両足の第2と第3の指の間とかかとを結んだ線を左右平行にする。
③お尻を壁につけたまま、足を前に出しながら、少しずつ腰を落としていく。
④椅子に座った格好になったら、かかとに体重をかけて、そのままの姿勢を1～3分保つ。
⑤このとき、ひざが足先でなく、かかとの真上にくるようにする。肩と腰を壁にぴったりとくっつけることが重要。
⑥このE-サイズのあとは、1分歩き回って体をリラックスさせる。

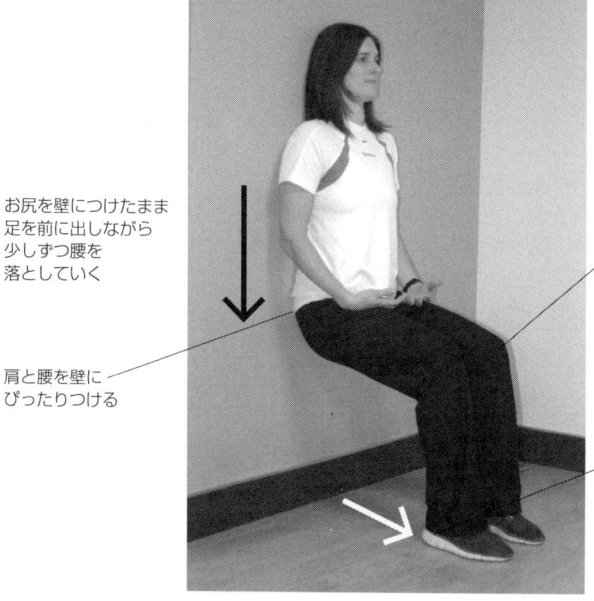

お尻を壁につけたまま
足を前に出しながら
少しずつ腰を
落としていく

肩と腰を壁に
ぴったりつける

ひざがかかとの
真上にくるように

かかとに体重をかけて
そのまま保つ

《E-サイズのポイント》
◎ひざが痛む場合は、少し腰の位置を上げ、ひざにかかる重さを減らす。
◎3分がきつい場合は、数秒からはじめ、まずは1分ぐらいを目標にする。

第4章◎スポーツでの痛み解消と運動能力アップ

バスケットボール

　アメリカのプロバスケットボールリーグ（NBA）では、このところシーズンごとに各チームの得点が下がっています。それは、選手の肩の機能が損なわれているために、シュートの技術が落ちているからです。肩が前に丸まって落ちていると、垂直に腕を上げることができません。選手は、肩を動かすための本来の筋肉が働いていない状態で、肩が不安定なままシュートをしています。

　この肩の問題は、別な問題をも引き起こしています。選手は肩の異常を自覚しているので、遠くからシュートせずに、ゴールの真下まで来てボールを入れようとします。そのため、対戦チームの選手とぶつかりあい、反則行為も非常に多くなっています。ところが、反則でフリースローを得ても、肩がうまく働かないので、ゴールを決められないのです。ひざや腰、肩の不調は、どの選手にもみられます。

　次のE-サイズは、バスケットをする人の痛みによく効きます。

❶【両足のせリラックス】
E-サイズ名：スタティック・バック
（Static Back）

E-サイズのやり方
①足をのせるための椅子か大きな台を用意する。
②仰向けになり、椅子か台の上に、両足を90度に曲がるようにのせる（90度の角度にならない場合は、椅子や台の上にタオルや座布団などを置いて、足の高さを調節する）。
③ひざと足を股関節の幅に開く。
④両腕は手の平を上にして、体から45度離して伸ばす。
⑤上半身をリラックスさせ、腰が左右平らになるようにする。
⑥腹式呼吸を行いながら、この姿勢を5〜10分保つ。

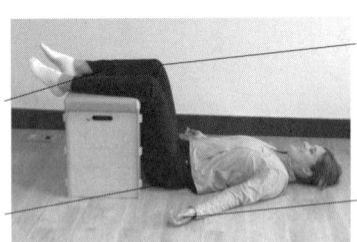

ひざと足を股関節の幅に開く
腰が左右平らになるように
90度
手の平を上にして両腕を体から45度離して伸ばす

《E-サイズのポイント》
◎お腹の上にティッシュペーパーを広げて置くか、おもりをのせると、腹式呼吸ができているかどうかを確認できる。

バスケットボール

❷【壁にぴったり両足上げ】
E-サイズ名：スタティック・ウォール
（Static Wall）

E-サイズのやり方
①寝転んだ状態で、両手を広げられるような、壁際の場所を見つける。
②床に仰向けに寝て、壁に沿わせるように両足を上げ、お尻からかかとまでをぴったり壁につける。
③このとき、お尻とひざの後ろの屈曲筋が、できるだけ壁に近づくようにする（この隙間は小さければ小さいほどよい）。
④ひざ、足を股関節の幅で開き、両足の第2と第3の指の間とかかとを結んだ線が左右平行になるようにする。
⑤ももに力を入れ、両方の足先を床のほうに引っ張るように曲げる。
⑥上半身をリラックスさせ、両腕は手の平を上にして、体から45度離して伸ばす。
⑦この姿勢を、3～5分保つ。

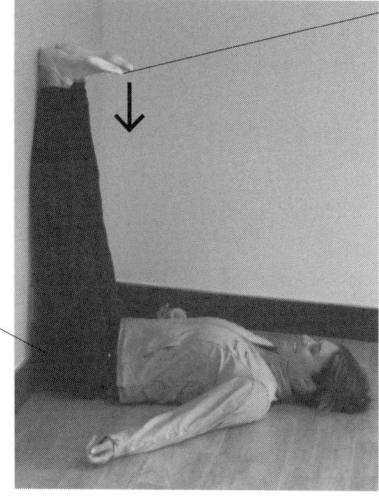

ももに力を入れ両足の先を床のほうに引っ張るように曲げる

はじめは難しいかもしれないが、できるだけお尻からかかとまでをぴったり壁につける

《E-サイズのポイント》
◎背骨が安定して、体がきちんと働くようになると、壁にお尻がより近づくようになる。

第4章◎スポーツでの痛み解消と運動能力アップ

バスケットボール

❸【直角床座り】
E-サイズ名：シッティング・フロア
(Sitting Floor)

E-サイズのやり方
①背中を壁につけて床に座る。
②両足を股関節の幅に開いて、まっすぐ前に伸ばす。
③両方の肩甲骨を背中の中心に寄せるようにする（写真左）。このときに、肩が上がらないように注意。まず、肩甲骨を寄せてから、肩を下げるとよい。
④ももに力を入れ、ひざの裏をよく伸ばし、足先を自分のほうに引く（写真右）。アキレス腱とふくらはぎが伸びるのを感じる。
⑤腕は両側にたらすか、手の平を上に向け、ももの上に置いてリラックスさせる。
⑥この姿勢を、4～6分保つ。

背中を壁につけて座る

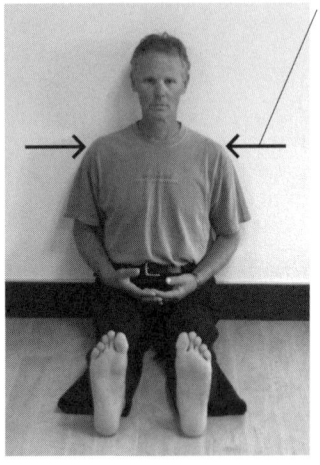

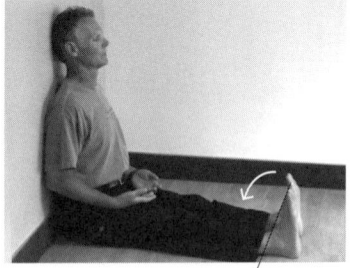

両方の肩甲骨を背中の中心に寄せるようにする

両足を股関節の幅に開いてまっすぐ前に伸ばす

足先を自分のほうに引く

❹【股関節回転矯正ストレッチ】
E-サイズ名：スタティック・エクステンション
(Static Extension)

🅴 E-サイズのやり方
①椅子か台の上にひざをついて、足を股関節の幅に開く。
②まず、ひざの上に腰がくるようにして床に手をつき、ひじをまっすぐに伸ばす。
③このとき、腕を肩幅に開き、手首の真上に肩がくるようにする。
④両手を手の平分ぐらい（10～15センチ）前に進ませ、腰の位置がひざよりも10～15センチぐらい前にくるようにして、頭を下げる。
⑤頭と背中、お腹の力をゆるめて、両方の肩甲骨を引き寄せる。背中から腰にかけて、くっきりとカーブができる。
⑥この姿勢を1～2分保ち、その後リラックスする。

くっきりカーブさせる

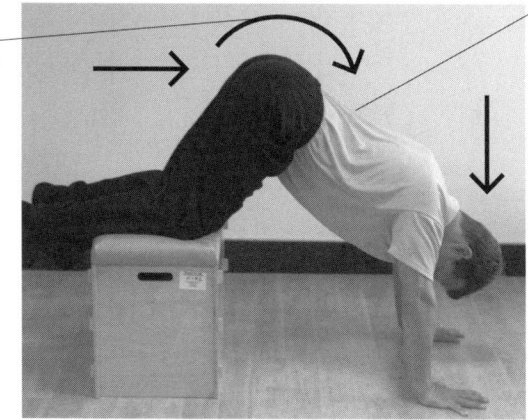

頭と背中、お腹の力をゆるめて、両方の肩甲骨を引き寄せる

床に手をつき、ひじをまっすぐに伸ばす

腕を肩幅に開き手首の真上に肩がくるようにする

《E-サイズのポイント》
◎上記⑤のとき、背中がまっすぐではなく、きれいにカーブしているかを、誰かに確認してもらうとよい。
◎腰が痛む場合は、お尻を後ろに引いて、腰の位置を少しひざに近づけるようにする。

バスケットボール

❺【空気イス】
E-サイズ名：エア・ベンチ
(Air Bench)

E-サイズのやり方
①背中を壁につけて立ち、股関節の幅で足を開く。
②両足の第2と第3の指の間とかかとを結んだ線を左右平行にする。
③お尻を壁につけたまま、足を前に出しながら、少しずつ腰を落としていく。
④椅子に座った格好になったら、かかとに体重をかけて、そのままの姿勢を1～3分保つ。
⑤このとき、ひざが足先でなく、かかとの真上にくるようにする。肩と腰を壁にぴったりとくっつけることが重要。
⑥このE-サイズのあとは、1分歩き回って体をリラックスさせる。

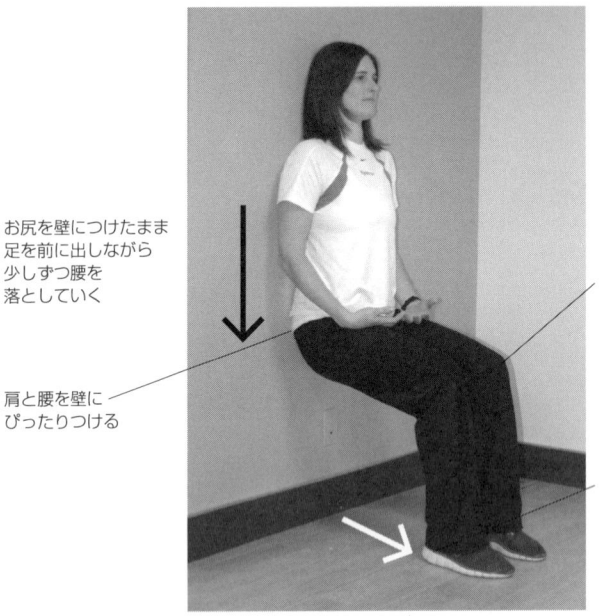

お尻を壁につけたまま
足を前に出しながら
少しずつ腰を
落としていく

肩と腰を壁に
ぴったりつける

ひざがかかとの
真上にくるように

かかとに体重をかけて
そのまま保つ

《E-サイズのポイント》
◎ひざが痛む場合は、少し腰の位置を上げ、ひざにかかる重さを減らす。
◎3分がきつい場合は、数秒からはじめ、まずは1分ぐらいを目標にする。

第5章
理想的な人生を送るために

◆ウルトラエイド〜痛みのない生活のためのスペシャルプレゼント〜

　ここまで紹介したE-サイズを行うことで、あなたの体の痛みはかなり軽くなったはずです。それで、次はどうすれば、痛みのない健全な生活を続けられるのかに関心が移ってきたと思います。この章では、慢性の痛みから永遠に解放されるウルトラエイドと呼ぶE-サイズ「全体調整のメニュー」を紹介します。その前に、まず自分自身の今までの生活パターンについて、意識して振り返る時間を作ってみましょう。

◆"行動日記"をつけてパターンを把握しよう

　現代の西洋医学は、生命を脅かすような傷や病気の応急手当には、素晴らしい効果を発揮します。しかし、それ以前に、人間のマスキュロスケレタル（筋骨格）システムには、ほとんどの問題に対処できる応急装置が、生まれつき組み込まれているのです。その装置を働かせるためには、基本的な体の動きの原則を理解し、生活のなかでもっと体を動かすための、ちょっとした工夫をするだけでよいのです。

　それには、どうしたらいいのでしょうか？　まずは、毎日の自分の行動を記録した日記をつけてみてください。

　会社に勤めながら子どもを育てている、エミリーの例を挙げてみましょう。

＊＊＊＊＊＊＊＊＊＊＊＊＊＊＊＊＊

【エミリーの行動日記】

▶ 午前中
1．起床、シャワーを浴びる、着替え、朝食を作る、子どもを自動車で幼稚園に送る。
2．車で仕事に向かう。電話の問い合わせに答える。Eメールをチェックして返事を書く。
3．会議に出る。報告書を読む。
4．求職者に面接。電話をする。昼食を机でとる。

▶ 午後　仕事から家に帰るまで
5．つまらない会議！
6．お客の会社にタクシーで行き、打ち合わせをする。
7．タクシーで戻り、外出中のメッセージに答え、メモを書く。
8．ロニーとアリスと打ち合わせをして、Eメールを出す。
9．食料品店に行き、買い物をして家に帰る。

▶ 夜
10．夕食を用意して食べ、片づける。
11．聖歌隊の練習に行く。
12．さらに練習。
13．家に帰り、子どもの宿題を手伝う。
14．仕事をする。Eメールをチェック。
15．テレビを見て、寝る。

この行動日記は、あなたの1日とはあまり似ていないかもしれませんが、あなたも自分の行動パターンがわかるようにつけてみてください。「行動パターン」、これがキーワードです。行動を記録することで、自分の「行動パターン」がわかり、自分がどのくらい体を動かしているのかが見えてきます。自分の行動を客観的に見れれば、「行動パターン」は変えられるのです。

　この日記をしばらく続けると、自分の行動の分析ができるようになります。どのくらいの時間、車の運転をし、机の前に座り、テレビを見ているか、大体予想してみてください。

　「体を動かしている」といっても、実際はどのくらい動いていますか？　体のどこを使っていますか？　短い距離を歩いていますか？　「手を動かしている」といっても、体の周りのほんの狭い範囲だけではありませんか？　腕を何度も何度も、しっかり伸ばすことがありますか？

　こうした記録は、行動の分析をするうえで大変重要です。**なぜなら、何をしているかがわかるだけでなく、何をしていないかがわかるからです。**つまり、この行動の記録があれば、自分の「行動パターン」を変えることができるのです！

　ほとんどの人は、「私はいつも体を動かしていますよ」と言います。それは本当です。しかし、たいていは体の限られた部分しか動かしていないのが現状なのです。人間の体には、187の関節と、600以上もの筋肉があるのです。もし、あなたの行動の記録で、手とひじばかり使っていることがわかったら、肩をもっと動かすべきだとわかるでしょう。行動日記で、あなたの体のどの部分を動かしているのか、また体のどの部分をほんの数分しか動かしていないのかが、はっきりとわかるのです。何時間かおきに、トイレへ5分歩いて行って戻ってきても、5〜6時間座ったままでいたことを帳消しにすることはできません。

　このことに気がついたら、1時間ごとにパターン化されていない動きを加えます。座っているのなら、立ち上がる。パソコン作業のように、体の前側でしか手を動かしていないのなら、後ろに手を動かす。手だけを忙しく動かしているのなら、速く歩くなどの動きを足にさせます。
　以下の「パターン化された動きを変える方法」を参照してください。

【パターン化された動きを変える方法】
　・両手を頭の上へ伸ばす
　・腰に手をおいて、体を左右にひねる
　・頭を左右にまわす
　・天井を見る
　・床に座る
　・ひざをつく
　・鳥のように、腕をバタバタさせる

第5章◎理想的な人生を送るために

・椅子の上に立つ
・片足で立つ

　1時間ごとに、このうちの1つの動きをすれば、あまり時間も手間もかからずに、十分に筋肉を刺激することができます。無視されてきた体の機能を使えば、体全体のシステムが強まり向上するのです。一番大切なのは固定化している動きのパターンを、1時間に1度はくずすこと。いろいろな工夫をして、もっともっと体を動かしてみよう（パターンをこわしてみよう）という気持ちになることです。体は、動かせば動かすほど喜びます。すると、ますます自然に体を動かしたくなるのです。

◆日常生活でのちょっとした工夫
　よく、「体の歪みや痛みを起こさないような、仕事やライフスタイルを教えてください」と聞かれますが、実は、その答えはその人の中にあります。どんな状況下であろうと、私たちはいろいろな工夫をすることにより、理想的な仕事やライフスタイル、環境を自分たちで作りだすことができるのです。

　その一例を挙げてみましょう。私の友人は、仕事場に車で行くとき、毎日違う場所に駐車します。ある日はわざと急勾配の丘の下に駐車し、目的地まで坂を歩いて上がる。別の日は、数百メートル離れたところに停め、短い散歩を楽しんで仕事場に入る。または公園の端に停めて、ジョギングをして行く。ときには、電車を使ってみる…など、毎回ちょっと違った別な体の機能を使うような通勤の方法を取り入れているのです。

◆食べ物と水分補給の大切さ
　行動パターンを把握したら、次に「生活パターン」である食べ物と水分補給についてお話しましょう。

　体を動かすと、体のシステム全体にエネルギーを満たすことができます。ところが、多くの人は動きという刺激を使わずに、ニコチンやカフェインの力を借りて、目を覚ましたり、やる気を出そうとします。また、砂糖やアルコールなどをとることでリラックスしたり、ぐっすり寝ようとするのです。けれども、体を動かせば、このようなものは必要ありません。それが、理想的な生活なのです。

　たとえば、夜10時に口さびしくて、1人で特大のピザを食べていた人が、太って血糖値が上がるとしたら、それはなぜでしょう。意志が弱いから？　仕事がつまらないから？　遺伝子のせい？　私は体を動かすことが足りないからだと考えます。

　また、食べ物だけでなく、水分補給も非常に大切です。筋肉組織は90％以上が水分です。水そのものを飲むのが一番よいのですが、多くの人は刺激が欲しくなると、コーヒー、お茶、コーラ、甘いジュース、アルコールなどを飲みます。

　その結果、筋肉は動かしてもらえずに機能を失い、さらに適切な水分補給を得られ

ないという二重の危険にさらされます。こうした生活パターンも見直さなければなりません。行動日記に、食べ物と飲み物日記も加えてください。

　日常的に体を動かすようになると、しだいに食べ物や飲み物の質も量も変わってくることに気がつくでしょう。体が自然と、体によい自然なものを欲しはじめ、人工的な刺激をほしくなくなるからです。でも、家にいなければならない、体を動かしたくない、寒くて憂鬱な日は、甘い物、塩辛い物、またはコーヒーに手が伸びるかもしれません。

　理想的な生活を送っている人は、食べ物を体の再生とエネルギーの補給に使い、刺激には使いません。そして、水をよく飲みます。動きのない生活パターンを壊して、動きを取り入れると、水への欲求が自然と高まることがわかるでしょう。水を飲みすぎて、体に悪いということはありません。また、健康体になりはじめると、体が新鮮な野菜や果物、良質のたんぱく質を自然と欲しはじめ、コーヒー、アルコール類、タバコ、甘い物、油っこい物、添加物の多い物、加工品、ジャンクフードなどを受けつけなくなります。

【体によい水分をとり、エネルギーをアップする方法】
・ 常に水を飲みながら食事をする
・ 朝起きたら、一番はじめにコップ一杯の水を飲む
・ 寝室や車の中には、水だけを持ち込む
・ 机の上に、いつも水のボトルか水差しを置く
・ 甘い炭酸飲料やスポーツドリンクの代わりに、しぼりたてのフルーツジュースを飲む
・ コーヒー、お茶、甘いジュースを、水に代える日を週に1日は作る
・ 疲れたときには、まず水を飲む。ほかには何もいりませんよ。実は脱水症状で疲労感を感じている人もとても多いのです

コラム 睡眠不足と痛みの関係は？

　慢性的な痛みがひどいためにクリニックに来る人は、たいていよく眠れないと訴えます。でも、痛みがあるから眠れないのではなく、眠れないことが痛みをもたらすのです。筋肉を十分動かさないと、筋肉が機能を失い、体があまり疲れません。疲れていないからと夜ふかししてしまい、リラックスするためにお酒を飲み、夜中にスナックを食べ、さらに動かなくなるという悪循環になるのです。そうなると、体のすべてのシステムがこの悪循環に巻き込まれ、余計に眠れなくなってしまいます。

◆エクササイズもワンパターンに要注意

　信じられないかもしれませんが、実は一般的なエクササイズそのものが、動きを制限するパターンを起こしてしまっています。日常生活のパターンを変えても、同じ道を毎日ジョギングし、スポーツクラブでいつも同じマシーン（器械）を使うならば、何にもなりません。同じ運動を繰り返すことは、体の問題をエクササイズでさらに悪化させているようなものです。

【エクササイズのワンパターンをくずす方法】
- さまざまな道を、異なった速さで歩いたり走ったりする
- エクササイズの時間帯を日によって変える
- 右半身、左半身、上半身、下半身というように、体全体を満遍なく使うようにする
- 意識して、ふだん使わないほうの手、指、足をわざと使う
- スポーツクラブでは特定のマシーンだけでなく、ほかのマシーンも使う
- 嫌いなマシーンやトレーニングを見つけて、週に1度は行うようにする
- マシーンの負荷、スピード、重さ、使い方などをさまざまに変化させる
- 時間がかからず、すぐにできるもの、ゆっくり時間をかけてやるものなど、さまざまなパターンで運動を行う
- ときどきパートナーを代える
- エクササイズをする環境を変化させたり、エクササイズを行う場所の温度設定を変えてみる
- 床から立ち上がったり、座ってみたりする
- 靴をはかずにやってみる
- テレビやCD、ラジオの音楽は、体独自のリズムをくずすことがあるため、かけないようにする
- トレッドミル（室内用ランニングマシーン）や自転車こぎなど、心臓だけを強化する有酸素運動ばかり行うと、体のほかの部分が正常に機能しなくなる。本書で紹介しているE-サイズをしっかりと行うと、あらゆる筋肉を動かしながら、体の歪みなどを改善し、体が最も機能的に動ける状態になる

【体の機能をあげる走り方（ファンクション・ラン）】
- 歩く速さより少し速く走る
- 胴体、肩、腕、首の力を抜いて走る
- 腹式呼吸をする
- 上半身が完全にまっすぐになるよう、上体を腰から後ろへ傾ける
- ただ歩くのではなく、足、ひざ、足首が、上下に飛び跳ねるように小走りする
- 走るとき、腕は、ひじを90度に曲げ、腰の横に軽く添え、そのまま自然に振り、腰の位置より高く上がらないようにする（腕が腰よりも高い位置に上がるということは肩を使って走ることになる。この場合は肩を使わないで走ることが重要）
- 足は前にまっすぐ向けて、「①かかと ②親指の付け根（拇指球）③足先」という足の運びに集中する

・肩を後ろに引き、頭を上げて、周りの景色を楽しみながら走る

　いつものパターンを変え、ジョギングを「機能的な走り」にすることは、誰にでも簡単にできます。走る時間は、20分から2時間で十分です。この「体の機能を上げる走り方」をすると、代役をつとめている筋肉と、弱くなってしまった本来働くべき筋肉のバランスがとれてきます。

◆代謝を好転させる

　自分では自覚していないかもしれませんが、体に歪みがあれば、体全体の代謝も悪くなっています。そのため、体重も落ちないばかりか、頭も心もすべて不調になります。ここでは代謝と体の動きが、どのように関連しているか、簡単に説明しましょう。

　代謝とは分子をエネルギーに変換させる過程です。基礎代謝率（BMR）は、世界共通のものとして酸素消費量で表されます。それは分子をエネルギーへ分離や燃焼させるためには、「酸素」が必須だからです。そして、そのエネルギーを生み出す重要な助っ人である「酸素」を体中に送り込む唯一のものは、なんと「筋肉」なのです。

　「筋肉」が肺を動かし、しっかり呼吸することで、私たちは必要な酸素を体中に送っています。しかし、肺を動かす筋肉が十分に働かなければ、呼吸が浅くなり、酸素を十分に供給できず、エネルギーの供給量が減って、筋肉はさらに動かなくなるという代謝の悪循環が起きます。

　けれども、この悪循環を良い循環に変えられる力が、私たちには生まれつき備わっています。それは、体重の60％を占める骨と筋肉です。ということは、私たちは体をもっともっと動かし、「筋肉」をどんどん働かせれば、「酸素」を体中に十分供給できるようにうまく作られているのです。

　代謝というのは、結局は「動き」に依存しています。ですから、筋肉と骨格を人間本来の正しい構造に戻し、体の歪みが治れば、そして、動きのパターンを変えれば、代謝も好転させることができるのです。どうかこのことを常に忘れないでください。

【呼吸のヒント】
1. 立ち上がって、肩、首を揺らして力を抜く
2. お腹の筋肉をゆるめる（格好が悪いかもしれませんが！）
3. 口を閉じて、鼻から深く息を吸って腹式呼吸をする
4. 息を止めないようにする。口から息を吐く
5. この方法で、息を吸って吐くことを、10回繰り返す
6. 最後にもう一度、息を吸い込んで、肺に息をため、ゆっくり10数えてから吐き出す
7. これを朝起きたとき、運動の前、寝る前に行う（あと、いつでもしたいとき）

全体調整のメニュー～ウルトラエイドE-サイズ

これらのE-サイズは、あなたの体が歪んだり、痛みはじめるのを防ぎ、体全体が健全に働くようにします。つまり、体全体の筋肉と骨の動きの基礎となるメニューです。私たちには、自分の健康をコントロールする力が生まれつき備わっていて、本来は痛みなしに生きられるのです。

もし、慢性的な痛みが強いなら、3章の自分の症状に合わせたE-サイズで改善してから、ウルトラエイドを最初の1カ月間は、週に3回行ってください。それからは、毎日行います。慢性の痛みが戻ってきたら、また元のメニューに戻って痛みが消えるまで続けてください。

❶【両腕グルグルまわし】
E-サイズ名：スタンディング・アーム・サークルズ
（Standing Arm Circles）

E-サイズのやり方
①足を股関節の幅に開き、両足の第2と第3の指の間とかかとを結んだ線を左右平行にして立つ。
②両腕を体の脇から肩の高さまで上げ、親指を前方に向けて伸ばし、残る4本の指を第2関節で曲げる（写真b）。
③手の平を下に向けた状態で、肩甲骨を寄せるようにして、腕を親指が向いている方向（前方）に、15センチくらいの直径の円を描くように50回まわす（写真a）。
④次に、手の平をそのまま上に向け、親指が指す方向（後方）に向けて、同じように50回まわす（写真c）。

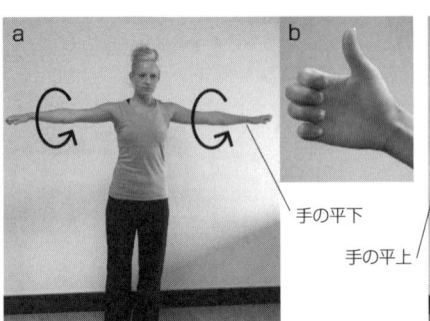

手の平を下に向けて、肩甲骨を寄せながら、親指の向いた方向に腕をまわす

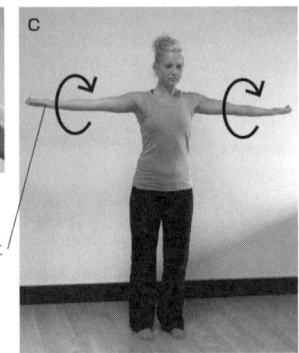

手の平を上に向けて、肩甲骨を寄せながら、親指の向いた方向（後方）に腕をまわす

《E-サイズのポイント》
◎常に足先を正面に向け、肩甲骨を寄せることに注意する。
◎鏡の前で行うと、左右対称に腕をまわせているかなどを、自分で確認しやすい。

全体調整のメニュー～ウルトラエイドE-サイズ

❷【ひじの開閉運動】
E-サイズ名：スタンディング・エルボー・カールズ
(Standing Elbow Curls)

E-サイズのやり方
①足を股関節の幅に開き、両足の第2と第3の指の間とかかとを結んだ線を左右平行にして立つ。
②両腕を肩の高さまで上げ、ひじを曲げて、手の平を正面に向け、こめかみのあたりに置く（写真a）。
③このとき、親指を真下に向け、残る4本の指を第2関節から曲げる（写真b）。
④この体勢から、顔の正面で両ひじを合わせる（写真c）。
⑤腕を開いたり、閉じたりという動作を、深呼吸をしながら、15回繰り返す。

手の平を正面に向け
こめかみあたりに置く

顔の正面で両ひじを合わせる。腕を開いたり、
閉じたりを深呼吸しながら15回

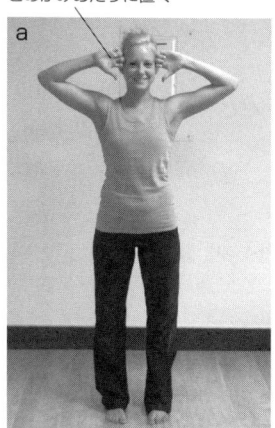

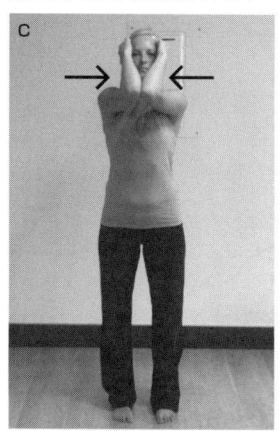

親指を
真下に向ける

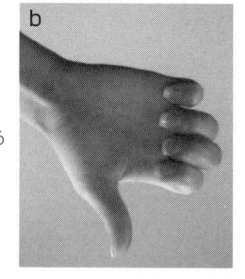

《E-サイズのポイント》
◎腕を開いたり、閉じたりするときに、頭が前後に動いてしまう人は、かかとと、腰、背中上部、頭を壁につけて、頭が動かないようにして行う。
◎肩の蝶番（ちょうつがい）としての機能を高める。

全体調整のメニュー〜ウルトラエイドE-サイズ

❸【足首回し・曲げ伸ばし】
E-サイズ名：スーパイン・フット・サークルズ・アンド・ポイント・フレクシィーズ
(Supine Foot Circles and Point Flexes)

E-サイズのやり方
■足首回し　フット・サークルズ
①床に仰向けに寝て、両足を股関節の幅に開き、まっすぐに伸ばす。
②右足の足先をひざのほうへ引っ張るように曲げ、ももの筋肉を引き締める。
③左足を胸のほうへ引き上げ、両手で曲げた足のひざの後ろをしっかりとつかむ。
④この姿勢のまま、曲げた左足のひざを動かさずに、足首を時計まわりに20回、できるだけ大きくまわす。
⑤次に、逆方向に20回、足首をまわす。

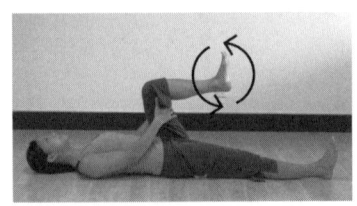

両手で、曲げた足の
ひざの後ろをつかむ
足首を時計まわりに20回
逆方向に20回
大きくまわす

■足首曲げ伸ばし　ポイント・フレクシィーズ
⑥足首を両方向にまわした（上記⑤の）あと、同じ姿勢のまま、足先を前後させる。
⑦まず、足先をすねのほうへしっかり引く。次に逆方向へ足が一直線になるように足先を遠くへ伸ばす。
⑧これを20回、繰り返す。
⑨足を代えて、①〜⑧を同じように行う。

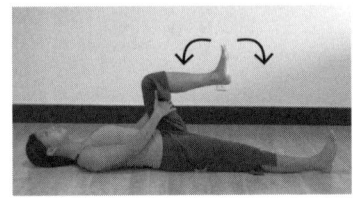

足先を20回前後させる

《E-サイズのポイント》
◎曲げた足のひざは動かさず、ゆっくり、しっかり足首だけを動かすことが重要。
◎伸ばした側の足は床につけたまま、足先をしっかり引いた状態を保つ。
◎簡単そうにみえるが、特にガニ股で歩く人には難しい。

❹【ねじり座りストレッチ】
E-サイズ名：シッティング・フロア・ツイスト
(Sitting Floor Twist)

E-サイズのやり方
①床に座り、両足を股関節の幅に開いて、まっすぐに伸ばす。
②右足のひざを立て、そのまま右足を左ひざの外側に置く。
③お尻を突き出すようにして、腰にカーブを作る。
④右手を腰の斜め後ろにつき、左ひじを曲げて、右ひざの外側に置いたら、右の肩越しに後ろを見る。
⑤このとき、ゆっくり呼吸をしながら、左足先を自分のほうに引っ張るように曲げる。
⑥この姿勢を、1分保つ。
⑦足を代えて、同じように行う。

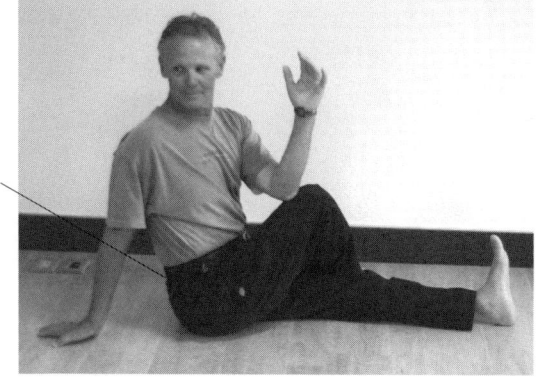

右足のひざを立て、そのまま左ひざの外側に置く

腰にカーブを作る

ゆっくり呼吸しながら左足先を自分のほうに引っ張るように曲げる

右手を腰の斜め後ろにつき、左ひじを曲げて右ひざの外側に置いたら、右の肩越しに後ろを見る

《E-サイズのポイント》
◎背中ではなくて、常に腰のカーブを保たないと効果がでない。
◎伸ばしたほうの足先を自分のほうへ引くことが重要。
◎曲げてある腕で、ひざを押して上半身をねじらない。この腕は、飾りのようにリラックスさせ、腰でカーブを作ることで体をねじる。

全体調整のメニュー〜ウルトラエイドE-サイズ

❺【猫と犬】
E-サイズ名：キャッツ・アンド・ドッグス
(Cats and Dogs)

E-サイズのやり方
①床に四つんばいになる。
②両手を肩幅に開き、両ひざから足先を股関節の幅で平行にする。
③このとき、体重は手とひざに均等にかける。
④猫（写真左）：猫が背中を丸めるように、首から腰までをゆっくりと弓なりにする。
⑤背中を天井に向かって、できるだけ押し上げ、首と腰を下げる。頭を下げているときは、おへそのほうを見る。
⑥犬（写真右）：続いて、猫の体勢から、ゆっくりと頭を上げ、おへそを床に向かって、できるだけ押し下げる。
⑦このとき、肩甲骨を上げないように注意しながら、中央へ寄せる。
⑧大きく呼吸をしながら、この2つの動きを、ゆっくりと15セット繰り返す。

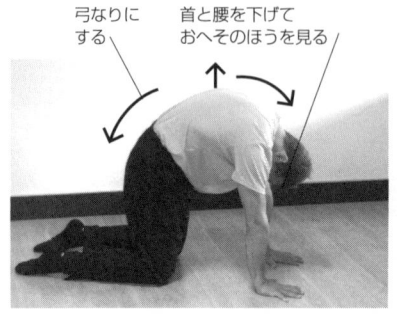

弓なりにする
首と腰を下げておへそのほうを見る
ゆっくり頭を上げ、おへそを床に向かって押し下げる

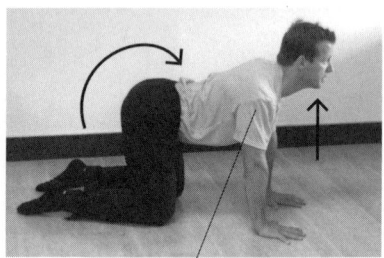

体重は手とひざに均等にかける

肩甲骨を上げないように注意しながら中央に寄せる

《E-サイズのポイント》
◎肩と股関節に体重をかけて、腰、背骨、肩、首の調和をはかる。
◎動作中は、肩が前や後ろに動かないように注意する。また、ひじを曲げないようにする。

❻【足の付け根伸ばし】
E-サイズ名：ニーリング・グローイン・ストレッチ
(Kneeling Groin Stretch)

🄴-サイズのやり方
①股関節の幅で両足を開いてひざまずき、片足を大きく前に踏み出してひざを曲げる。
②両手を組んで手の平を、踏み出したひざの少し上あたりに置く。
③このとき、ひざの真下にかかとがくるようにする。
④頭を正面に向け、背中をまっすぐにして、そのまま、上半身を前に押し出す。
⑤腰は常に正面に向け、上半身をひねらないようにする。
⑥この姿勢を、1分保つ。
⑦足を代えて、同じように行う。

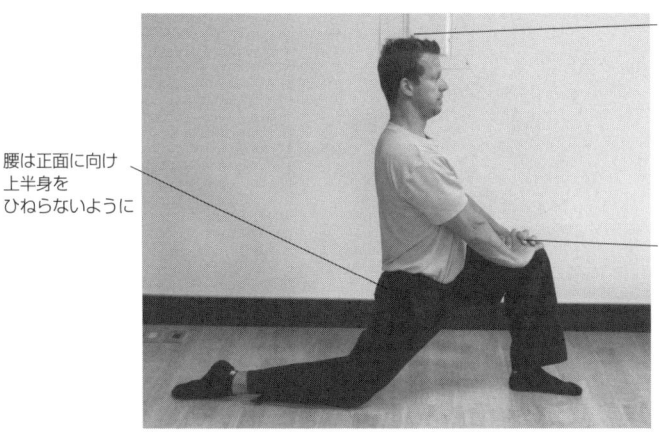

腰は正面に向け上半身をひねらないように

頭を正面に向け背中をまっすぐにして、そのまま上半身を前に押し出す

両手を組んで手の平を踏み出したひざの上に置く

《E-サイズのポイント》
◎足の付け根（鼠径部）が伸びていることを感じる。

❼【人間三角】
E-サイズ名：ダウンワード・ドッグ
（Downward Dog）

E-サイズのやり方

① 床に四つんばいになり、P202にある【猫と犬】の犬の形を作る（ひじをまっすぐに伸ばし、肩甲骨をできるだけ寄せ、おへそを床につけるように押し下げる）。
② 足先を立て（写真上）、この犬の姿勢を保ちながら、ゆっくりとひざを離し、腰を上げ、体重を両手と両足で支える。
③ このとき、ももを引き締め、ひざを伸ばし、下の写真のように腰が一番高くなるまで押し上げて、体を三角形にする。
④ このままの姿勢を、1分保つ。
⑤ このとき、息を止めずに呼吸をするよう意識する。

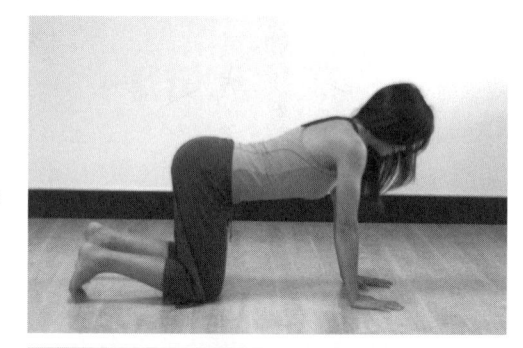

足先を立て、
犬の姿勢を保つ

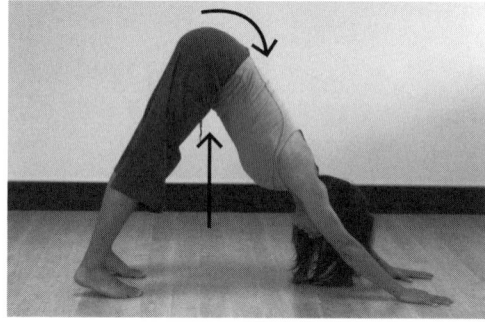

ゆっくりとひざを
離し、腰を上げ、
体重を両手と両足
で支える

《E-サイズのポイント》
◎ ひざを曲げないこと。犬の姿勢のまま、腰にカーブを作ることが重要。
◎ 床にかかとをつけるのが目標。ただし、この体勢になっても床につかない場合は、無理をしないこと。かかとが床につくまで、数日から数週間かかることもある。

全体調整のメニュー～ウルトラエイドE-サイズ

❽【空気イス】
E-サイズ名：エア・ベンチ
(Air Bench)

E-サイズのやり方
① 背中を壁につけて立ち、股関節の幅で足を開く。
② 両足の第2と第3の指の間とかかとを結んだ線を左右平行にする。
③ お尻を壁につけたまま、足を前に出しながら、少しずつ腰を落としていく。
④ 椅子に座った格好になったら、かかとに体重をかけて、そのままの姿勢を2～3分保つ。
⑤ このとき、ひざが足先でなく、かかとの真上にくるようにする。肩と腰を壁にぴったりとくっつけることが重要。
⑥ このE-サイズのあとは、1分歩き回って体をリラックスさせる。

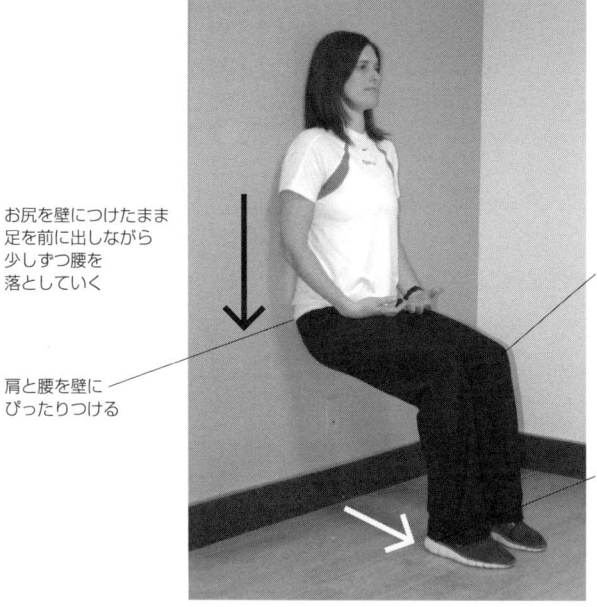

お尻を壁につけたまま足を前に出しながら少しずつ腰を落としていく

肩と腰を壁にぴったりつける

ひざがかかとの真上にくるように

かかとに体重をかけてそのまま保つ

《E-サイズのポイント》
◎ ひざが痛む場合は、少し腰の位置を上げ、ひざにかかる重さを減らす。
◎ 2分がきつい場合は、数秒からはじめ、まずは1分ぐらいを目標にする。

「体の健康を維持する8つの法則」

体を健康に保つには、必要最低限の条件があります。
それを、「体の健康を維持する8つの法則」として紹介します。

1. 垂直な重み
　重力は、私たちの健康になくてはならないものです。重力とともに地球上で生きている私たちにとって、重力をうまく利用して、体を正常に働かせるためには、骨格は垂直に並んでいなくてはなりません。

2. 動的張力
　体の前側と背中の間には、常に一定の緊張状態（張力）が存在します。背中側は体をまっすぐにするために、また前側は体を曲げたり、かがめたりするために使われています。私たちは、こうした動的張力なしでは、立ったり、体を曲げたりすることはできません。

3. 形と機能
　多くの人たちは誤解していますが、私たち人間は、骨だけでは動けません。筋肉が動かすのです。すべての骨の動きは、筋肉によって動かされているのです。

4. 呼 吸
　人間の体は酸素なしでは機能できません。ですから、鼻、肺、毛穴のように体には酸素をとり入れるための、さまざまな機能が生まれつき備わっています。

5. 動 き
　体のすべてのシステム（消化器系、循環器系、免疫系などのシステム）は、お互いにうまく働きあっています。そして、これらを結びつける共通のものは「動き」です。体の分子が速く動けば動くほど、代謝率は高まります。また代謝値が高いほど、より健康だといえます。
　私たちの体は、走る、ジャンプする、登る、降りる、転がる、スキップができるように、もともと設計されていますが、このような動きは、子どもから大人へ成長する時期だけではなく、私たちが生きている限り、健康を維持するためにずっと必要です。もし、このような動きをすることでケガをしたり、痛みが生じるならば、それはここで説明されている「体の健康を維持する8つの法則」の何かに反しているからです。
　人間の体はとてもよくできていて、すべての機能がうまく働いているときは、何かの動きをしているときにバランスをくずしてしまっても、反射的に体の必要な機能が見事に守りの動きをしてくれます。私たちの体は、そう簡単にはケガをしないように

できているのです。ケガをしやすいというのは、体が歪んでいて、もともとの動きが必要なときにできないという証拠です。

6. バランス

動きの法則が正しく効果的に発揮されるためには、体は正しいバランスを保っていなくてはなりません。これは筋肉の記憶と呼ばれ、常に体を元に戻すよう、筋肉は常に一組となって、体の両側で均等に働く必要があります。

7. 刺激

自覚はなくても、体は1日24時間、色、光、音、空気、臭い、人間、動物、乗り物、食べ物、ストレス、運動、危険物など、すべての刺激に反応しています。そして、動きの法則によって、この刺激の法則は常に強められています。そのため、動きが制限されると、今度は刺激は、体にとってストレスとなります。すると、体は汚染物質や刺激物を避けるのではなく、むしろ吸収しようとさえしてしまうのです。たとえば、体を動かさなくなると、リンパ液が滞り、体がむくみます。そして、体に老廃物が溜まってしまうのです。

8. 再生

体とは有機体です。したがって、切り傷が治るように、常に成長または再生している状態にあります。筋肉、骨格、神経、結合組織、軟骨などは、すべて生きています。もし、体の再生が行われていないとしたら、それは、体がきちんと働いていない証拠です。

お問合せ先）
エゴスキュー・ジャパン

Tel：０５２－９３２－２６５５
Fax：０１２０－５８２－６５５
メール：info@egoscuejapan.com
インターネット：http://egoscuejapan.com/
携帯サイト：http://egoscuejapan.com/i/ （QRコード）

＊お問い合わせ：資料請求の皆様へ
　電話でのお問い合わせは大変混み合い、ご迷惑をおかけすることがあるかと存じます。できるだけファックスにて、お願いいたします。
　パソコンや携帯メールをご利用の方は、上記ホームページにアクセスしていただければ幸いでございます。
　資料発送等、多少のお時間をいただく場合がございます。何卒よろしくお願いいたします。

痛み解消メソッド
驚異のエゴスキュー

著　者　　ピート・エゴスキュー
訳　者　　越山　雅代
発行者　　真船美保子
発行所　　KKロングセラーズ
　　　　　東京都新宿区高田馬場2-1-2　〒169-0075
　　　　　電話（03）3204-5161（代）　振替 00120-7-145737
　　　　　http://www.kklong.co.jp

印刷・製本　　中央精版印刷（株）
落丁・乱丁はお取り替えいたします。
※定価と発行日はカバーに表示してあります。

ISBN978-4-8454-2120-6　C0047　　Printed In Japan 2008

PAIN FREE

All rights reserved.
Copyright © 1998 by Pete Egoscue.
Photos copyright © The Egoscue Method
Linc drawings by Wendy Wray.

Translation © Masayo Koshiyama
Japanese translation rights arranged with
Margret McBride Literary Agency in California
through The Asano Agency, Inc in Tokyo.